Ines Leue

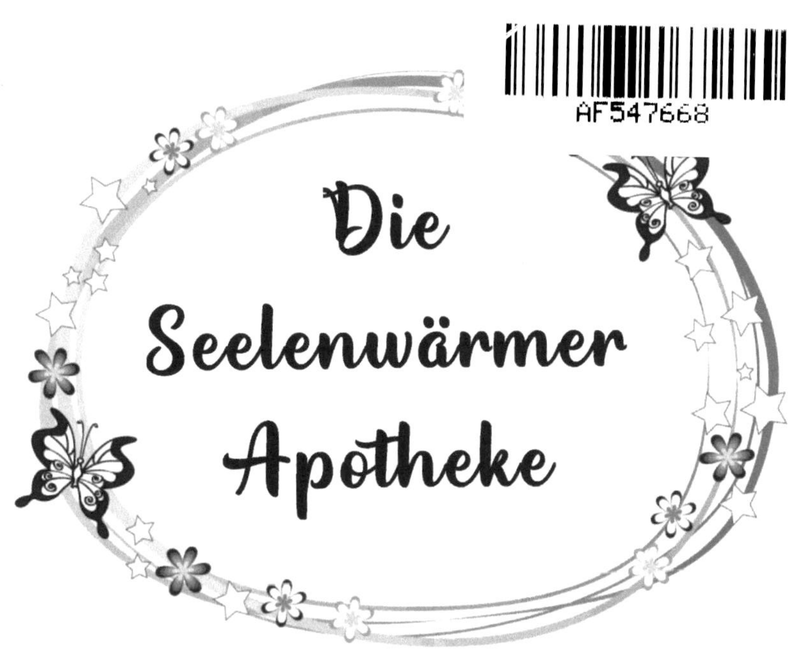

Die Seelenwärmer Apotheke

Heile dich selbst durch 66 x Achtsamkeit, Inspiration und Meditation für mehr Gelassenheit und Glück

Bibliographische Information der Deutschen Nationalbibliothek
Die Deutsche Nationalbibliothek verzeichnet diese Publikation in der deutschen Nationalbibliographie; detaillierte bibliographische Daten sind im Internet über http://dnb.d-nb.de abrufbar.

Layout und Satz des Buches: Angelina Schulze

Korrekturlesen: Corinna Dreyer

Umschlaggestaltung: Angelina Schulze

Coverbild und Bilder:
© Nikki Zalewski – AdobeStock (Cover)
© wenpel – AdobeStock (Schmetterlinge, Umrandung)

Verlag:
Angelina Schulze Verlag
Vor dem Walde 9, 38268 Lengede
verlag@angelina-schulze.com
https://angelina-schulze-verlag.de

1. Auflage September 2021

ISBN: 978-3-96738-165-8

Inhaltsverzeichnis

Einleitung ... 6

Wie du das Buch anwenden kannst ... 9

Die Botschaften deiner Seele ... 10

Einsatz ... 11

Neugier ... 15

Einfalt- Einfältigkeit ... 17

Einsicht ... 20

Verzweiflung ... 23

Wechsel ... 27

Ablösung ... 30

Anerkennen ... 33

Einverstanden ... 36

Umgehend handeln ... 39

Auf der Nase herumtanzen ... 41

Erwartung ... 44

Ernsthaftigkeit ... 47

Ablehnung ... 50

Entwicklung ... 53

Zeitlosigkeit ... 56

Alleinsein ... 58

Geborgenheit ... 60

Glück ... 62

Vertrauen ... 65

Schwindel 67
Selbstbewusstsein 70
Gerechtigkeit 72
Achtsamkeit 75
Anmut und Demut 77
Zielstrebigkeit 79
Gehorsam 81
Barmherzigkeit 83
Aufrichtigkeit 86
Konzentration 88
Kommunikation 89
Flexibilität 92
Weisheit 95
Zuversicht 97
Erleuchtung 99
Güte 102
Stille 105
Einfachheit 109
Selbstliebe 111
Glückseligkeit 113
Verbundenheit 116
Gelassenheit 120
Verspielt sein 126
Würde 128
Reinigung 133
Trost spenden 136
Wahrhaftigkeit 140

Verantwortung 142
Dienen 144
Harmonie 147
Wunder 149
Nichtstun 152
Zufriedenheit 155
Neubeginn 157
Natürlich 161
Begeisterung 164
Erfolg 167
Zuflucht 170
Empfangen 172
Abwegig 175
Transformation 177
Ablenkung 179
Ruhestand 182
Gewahrsein 184
Dankbarkeit 187
Stolz 190

Ausblick 194
Nirgendwo 195
Kontakt zur Autorin 199

Einleitung

Manchmal reicht ein Wort oder ein Satz, um alles zu verändern. Dieser eine Satz oder dieses eine Wort hat dazu geführt, ganz plötzlich die Sichtweise zu wechseln, vielleicht sogar zu transformieren. Irgendwie wurde deine Seele zum Klingen gebracht, und dieser Klang hat dich aufhorchen lassen. Nichts war mehr so wie zuvor.
Dieser eine Satz wurde vielleicht von jemand anderem gesagt oder du hast ihn ganz zufällig gelesen. Und deine Welt blieb stehen. Alles sortierte sich neu, ohne dass etwas getan werden musste. Das, was zu tun war, war nur, es sich in dir ereignen zu lassen. Darum geht es auch in diesem Buch.

Du darfst dich hineingeben in eine Thematik, die dich vielleicht zurzeit oder schon länger beschäftigt und weswegen du das Buch aufgeschlagen hast. Du liest dann ein Wort, und deine Aufgabe ist es, mit aller Aufmerksamkeit nachzuspüren, was sich dazu in dir regt. Vielleicht zeigt sich eine Lösung. Vielleicht, weil deine Seele in dir klingen darf.
In der Regel ist es so, dass uns bestimmte Dinge nicht einfach so passieren, sondern dass alles einen Grund hat. Und so wird es einen Grund haben, warum dir dann das Wort genau in dem betreffenden Moment begegnet. Vielleicht ist es als Antwort auf die Frage gedacht, mit der du beschäftigt warst, vielleicht soll es auch als Hinweis dienen, einmal ganz neu zu denken. Wie auch immer, es wird passend für dich sein, auch wenn du es nicht sofort erkennen magst.

Lass dich inspirieren!

Hier findest du 66 Wortspiele, die als Botschaften deiner Seele und als Antwort auf eine Frage dienen können.
Jedes von diesen Wörtern wird gedanklich auseinandergenommen. Wir spielen mit ihm, damit es wirken kann. Etwas Neues wirken vielleicht. Damit es dann wieder Wirkung zeigt in deinem Denken, in deinem Handeln, in deinem Lebens-Gefühl.

Impulsfragen führen dich tiefer hinein in dein eigenes Wirken, genau wie ein kurzer einführender Text und eine anschließende Meditation.
So hast du viele Möglichkeiten, dir Zeit zu nehmen, dich auf das Thema/den Satz/das Wort/die Fragen einzulassen.

Die Entscheidung darüber, wie genau du dies praktizieren möchtest, triffst du, und du wirst wissen, wie es sich für dich stimmig anfühlen wird.

- Manche Menschen lesen etwas und lassen es den Tag über einfach nebenbei wirken, indem sie zwischendurch nachspüren.
- Andere legen sich für eine Meditation gerne hin und neben sich bewusst Zeit für Ruhe.
- Manche sitzen und spüren nach, andere wiederum gehen gerne spazieren, um das Gelesene zu verarbeiten.
- Wieder andere möchten gerne in den Austausch mit vertrauten Menschen gehen.

Alles sind Möglichkeiten. Und es sind Einladungen an dich, um als Impulse zu dienen. Es pulsiert dann in dir. Genau wie die Wortspiele.
Vielleicht pulsiert etwas Neues, vielleicht wird es auch nur neu, weil du es auf ganz neue Art zu betrachten lernst.
Und so wirst du nach und nach achtsamer, aufmerksamer, auch neugieriger auf das, was sich in jedem Moment deines Lebens zeigt. Du beachtest deine Welt, wie sie sich in *dir* darstellt. Und das ist wörtlich gemeint.
Die Welt, die wir sehen und wahrnehmen, kann ein anderer Mensch sein, können Gegenstände sein, die Nahrung, die wir zu uns nehmen, Situationen, die sich vor unseren Augen ereignen, Sätze, die wir hören, und Probleme, die wir haben. Zunächst meinen wir, alles passiert im Außen. Aber das ist nicht so, zumindest nicht nur so.
Es ereignet sich in dir. Du spürst Wirkung in dir, in deinem Körper, in deinen Gedanken und in deinen Gefühlen.

Die Welt im Außen spiegelt sich also in dir.

Und genau das könntest du auch andersherum formulieren.

Deine innere Welt spiegelt sich im Außen.

Das heißt, dass das, was im Außen passiert, eigentlich nur du selbst bist oder Anteile von dir zeigt.
Genauso spiegeln deine Gefühle deine Gedanken. Das heißt, an deinen Gefühlen könntest du erkennen, was du an Gedanken denkst und glaubst. Vielleicht auch, wie du dich durch deine eigenen Gedanken und Glaubensmuster einschränken lässt.

Wenn du das alles für möglich hältst, dann wirst du plötzlich ganz neugierig auf das, was du erlebst.
Du schaust mit neugierigen Augen, hörst ganz gespannt auf das, was dich an Klängen erreicht, fühlst intensiv und so, wie ein Kind zum allerersten Mal fühlen würde. Weil du weißt, dass alles mit dir zu tun hat. Weil du weißt, dass deine innere Welt sich im außen spiegelt. Weil du weißt, dass alles, was du erlebst, du selbst bist.

Du bist neu-gierig, neu und gierig auf das, was sich wie neu in dir anfühlen kann, wenn du bereit bist, jeden Tag zu erleben, als wenn es der erste in deinem Leben ist. Wenn du bereit bist, jede Situation, wie auch immer sie sich ereignet, als gleich wertvoll zu betrachten. Du kannst gar nicht genug davon bekommen zu leben. Da zu sein. Wo auch immer.

Ich wünsche dir viel Freude mit den folgenden Wortspielen, die als Seelenwärmer in dein Leben purzeln.
Sehe sie locker und leicht und denke nicht zu angestrengt darüber nach. Sie sollen wie ein Tanz sein, der sich nicht nur in den Worten offenbart, sondern seine Spiegelung in deinem Er-Leben erfährt. In diesem Erleben werden dich die wärmenden Botschaften deiner Seele immer erreichen. Sei achtsam!

Wie du das Buch anwenden kannst

Es gibt viele Möglichkeiten und jede ist richtig. Schlage das Buch an irgendeiner Stelle auf oder suche dir ein Wort im Inhaltsverzeichnis, auf das als erstes dein Blick fällt.
Dann suche die entsprechende Seite und lies das Wort bewusst und langsam. Lasse es das erste Mal wirken. Schließe deine Augen und spüre deinen ersten Assoziationen nach. Nimm dir ganz bewusst diese Zeit.
Dann lese die Impulsfragen und lass dich von ihnen und vom anschließenden Text inspirieren. Wenn du magst, lass es das zweite Mal in dir wirken.
Dann kannst du dich durch die Meditation tiefer in die Thematik führen lassen. Die Meditation darfst du natürlich selbst lesen und darüber meditieren. Oder du lässt sie dir vorlesen, wenn es sich für dich gut anfühlt und du jemanden an deiner Seite hast.
Wichtig für die Meditation darf sein, dass du dir Zeit nimmst und erst dann in deinen Alltag zurückkehrst, wenn du dich bereit dafür fühlst. Lerne, diesen Moment bewusst und achtsam wahrzunehmen!

Du kannst dieses Buch/die Worte in einer Gruppe anwenden oder für dich allein, immer wenn du einen Impuls brauchst oder Zeit mit dir verbringen willst.
Sie eignen sich gut für die Beratung, als Material im Unterricht oder als Einleitung in eine Entspannung.

Es kann sein, dass du besonders gerne das Buch zur Hand nimmst, wenn du eine Frage hast oder dich ein Thema beschäftigt, bei dem du nicht so recht weiterkommst.

Nutze die Seelenwärmer-Apotheke so, wie es sich für dich ergibt. Sie eignet sich für jeden Moment, denn in jedem Moment, in dem wir innehalten, stellt sich etwas Neues ein. Wir müssen es nur zulassen. Vielleicht ist es Frieden mit dem, was ist.

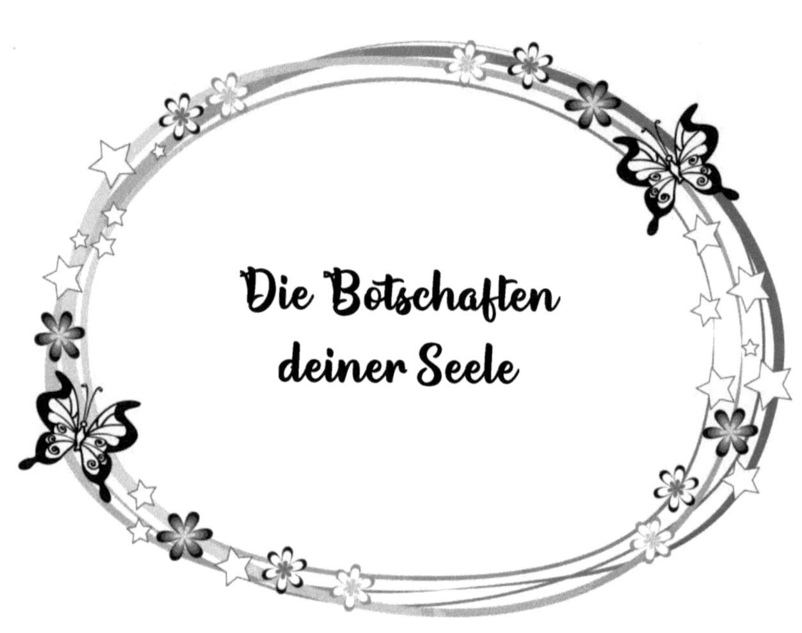

Die Botschaften deiner Seele

Einsatz

Welcher eine Satz ist der wichtigste für dich?
Wofür setzt du dich ein?
Magst du es, dich einzusetzen? Auch, wenn du kein Geld oder keine Gegenleistung erhältst?

Aus einem Satz kann ein ganzes Buch entstehen. Das mag dich erinnern an den Spruch, dass alles mit dem ersten Schritt beginnt. Aber den ersten Schritt musst *du* tun. Keiner kann dir abnehmen, selbst loszugehen. Dich ganz hineinzugeben in das, was du erreichen möchtest. Und wenn du dich einsetzt, also beginnst, dein Ziel zu erreichen, was auch immer es ist, dann erkennst du vielleicht, dass du dein Ziel längst bei dir hast, dass du es bereits erreicht hast, weil du losgegangen bist.
Überprüfe für dich, in welchem Bereich du dich mehr einsetzen kannst. In welchem du vielleicht auch einfach nur beginnen musst. Denn alles beginnt mit *deinem* ersten Schritt. Vielleicht mit *deiner* Entscheidung, loszugehen.

Meditation

Einsatz bedeutet jetzt für dich, dass du dich dir ganz hingibst. Du bist bereit, deine Augen zu schließen und für diesen Moment nichts zu tun.

Und dieses Nichts- Tun kann ein großer Einsatz für dich sein, denn du versucht, nicht zu denken, nicht zu grübeln, nicht zu verurteilen, weder dich selbst noch andere Menschen noch die Situation, in der du dich zurzeit befindest.

Und für den Moment lässt du Ruhe einkehren in dir.

Spüre nach, was diese Entscheidung in dir auslöst. Vielleicht hat es etwas von Loslassen und Befreiung, vielleicht spürst du aber auch Druck, weil es noch so viel Ungeklärtes in dir gibt.

Versuche, egal wie es sich genau in dir zeigt, alles so zu lassen wie es ist.
Es ist ein Zeichen von innerer Größe, wenn du bereit bist, alles anzunehmen und nicht wegzudrängen. Denn alles, was sich jetzt zeigt, gehört zu dir und möchte beachtet werden.

Und du erlaubst dir, alles zu fühlen, was von dir gefühlt werden möchte.
Damit gibst du dir sehr viel, vielleicht setzt du dich das erste Mal so richtig für *dich* ein. Einfach nur, weil du dich entschieden hast, dass du alles fühlen darfst, was jetzt da ist.

(Pause)

Und in Gedanken begibst du dich nun auf einen Spaziergang. Du bist ganz bei dir und doch auch offen für das, was dir begegnen mag.
...
Es dauert nicht lange, bis sie dir auffallen. Schon von weitem hast du sie gesehen.
Mit schnellen gleichmäßigen Schritten gehen sie dir entgegen und als sie näherkommen, kannst du die hochwertige Ausrüstung erkennen, die sie tragen und bei sich haben.
Wanderkleidung, Wanderschuhe, ein großer Rucksack prall gefüllt, alles wirkt so, als wenn es gut ausgewählt ist. Am Rucksack ist ein T-Shirt wie auf einer Wäscheleine aufgehängt, es soll in der Sonne trocken. Die beiden sehen fröhlich und zufrieden aus.
Du sprichst sie an: „Das sieht nach einer längeren Wanderung aus!“, sagst du.
Die beiden Frauen strahlen dich an und bejahen deine Aussage. Du schaust ihnen eine kleine Weile nach.

Du selbst hast nichts dabei, außer der Kleidung, die du trägst. Während du langsam weitergehst, überlegst du:

Was ist wirklich nötig, auf einer Reise mitgenommen zu werden?

Was würdest du zwingend dabeihaben wollen, weil du nicht darauf verzichten könntest?

Für wie lange würdest du unterwegs sein wollen mit dem, was du tragen kannst?

In Gedanken packst du deinen Rucksack.

Wo würdest du gerne hinwandern wollen?

Welche Erkenntnisse würdest du gewinnen wollen?

Würdest du dieselbe Person sein, wenn du wiederkommst?

Viele Fragen, die ein Gefühl der Schwere auslösen können.
Wie schwer würde dein Rucksack werden, wenn allein diese Fragen schon erdrückend wirken.

Du spürst den Impuls, an etwas anderes denken, ja sogar die Fragen zur Seite schieben zu wollen. Dieses Muster kennst du von dir. Wenn du etwas schön findest, scheint dir der Weg dahin so unendlich steinig, dass du dein Ziel aus den Augen verlierst. Du verlierst es, weil du dir den Weg dahin nicht zutraust. Und eigentlich ist es etwas anderes als Verlieren, denn du wischt es weg.
Aus den Augen, aus dem Sinn, das ist das Muster.
Schade eigentlich, denkst du.

Aber ist der Weg wirklich das Problem?

Wenn du ganz ehrlich bist, kann er das nicht sein.
Es geht darum, dass du grundsätzlich dazu neigst, etwas vor dir herzuschieben, vor allem die Dinge, die dir wichtig sind. Und das oft deswegen, weil du meinst, die Angelegenheiten anderer Menschen seien wichtiger.
Und das ist nur vorgeschoben.
Letzten Endes geht es um Wertigkeiten. Es geht um den Wert, den du dir gibst. Den du deinen Wünschen und Zielen verleihst. Und wenn du sie als wichtig bewertest, dann ist doch der Weg dahin machbar, oder nicht?

Jetzt bist du ganz bei dir.

Was ist *dir* wirklich wichtig?

Du weißt, dass du Zeit brauchst, um darüber nachzudenken. Aber eine Erkenntnis hat sich eingestellt. Wenn dir ein Ziel wirklich wichtig ist, dann wirst du deinen Rucksack packen und losgehen. Du wirst losgehen mit diesem ersten Schritt. Die weiteren werden folgen.

Spüre nach.

....

Neugier

Magst du das Wort Neugier?
Worauf bist du neugierig?
Kannst du dir vorstellen, dich jeden Tag ganz neu zu sehen?
Was ersehnst du so sehr, dass du es „gierig nach etwas“ nennen könntest?

Wir empfinden oft als unangenehm, wenn jemand zu uns sagt, dass wir nicht so neugierig sein sollen. Es scheint dann, als wenn wir uns zu weit in eine Angelegenheit gedrängt haben, die nicht unsere ist. Das mag sein, und doch war darin etwas sehr Spannendes und Faszinierendes, denn sonst hätten wir nicht so viel Aufmerksamkeit in diese Angelegenheit gesteckt.
Es hat tatsächlich etwas Gieriges. Und versuche mal, die Bewertung aus dem Wort Gier herauszunehmen. Konzentriere dich viel mehr auf das, wonach du dich so sehnst, dass du es gierig nennen könntest. Versuche auch herauszufinden, was dich vielleicht bisher davon abgehalten hat, all deine Kraft und Aufmerksamkeit auf dieses Ziel zu lenken.
In der Regel wissen wir im tiefsten Inneren unseres Herzens, wonach es uns sehnt, haben aber Glaubenssätze darübergelegt, die uns zurückhalten. Überprüfe solche Gedanken des Zweifels. Sie halten dich nur von dir selbst ab und vielleicht von dem, was du endlich beginnen willst.

Meditation

Vielleicht ist es neu für dich, wenn du jetzt deine Augen schließt und dem Anschein nach nichts tust. Wir sind so darauf gepolt, etwas zu leisten, dass es uns manchmal verkehrt vorkommt, eine Zeit lang in der Ruhe zu verweilen.
Der innere Antreiber, der uns oft von Aufgabe zu Aufgabe scheucht, darf jetzt für eine Weile ungehört bleiben. Das ist bisweilen nicht leicht, aber versuche, dich für einen kleinen Zeitraum nicht stören zu lassen.

Vielleicht kann dich das Neue reizen, das in jeder Meditation steckt. Denn du weißt noch nicht, zu welchem inneren Wissen es dich zieht und was sich dir vielleicht gleich offenbaren wird, wenn du es zulassen magst.

Also lasse die Augen geschlossen und vertiefe deinen Atem. Lasse mit der Ausatmung alle Anspannung los, indem du das, was dich belastet, in diesen Ausatemstrom hineingibst.

Spüre, wie entlastend es sein kann, abzugeben und immer leichter und leerer zu werden. Als wenn du allen Ballast loswirst und Stück für Stück abträgst.

Nimm auch wahr, wie lange du dafür brauchst, bis du einen Zustand erreicht hast, den du mit leicht und entspannt assoziieren würdest. Und es ist egal, wie lange es dauert, nimm dir deine Zeit.
Begib dich in deine Leere hinein.

Bist du neugierig darauf oder schreckt es dich, ganz leer zu werden?

Wie auch immer es bei dir ist, lasse es zu und versuche, dich einzulassen auf das, was die Leere dir zu erzählen weiß.

Vielleicht offenbart sich dir schon gleich die Antwort auf deine Lebensfragen: „Wozu bin ich hier? Was möchte ich eigentlich und am liebsten tun? Wo zieht es mich am meisten hin?"

Vielleicht entdeckst du auch etwas anderes und Neues. Etwas, worauf du schon lange neugierig bist, dir jedoch noch nie wirklich zugestanden hast.
Schau es dir an, auch wenn es nur bedeutet, mal eine Auszeit zu nehmen und den Tag ganz neu zu gestalten. Einfach mal alles anders zu machen.

Spüre in dich hinein. Nimm wahr und folge dem ersten Impuls.
Nimm dir die Zeit, die du brauchst.

Einfalt- Einfältigkeit

Bewertest du Einfältigkeit positiv oder negativ?
Kannst du dir vorstellen, dass in der Einfalt alles zu finden ist?
Wie wäre es, wenn dein Blick auf alles einfältig wäre?

In der Bibel und in den alten Schriften wird formuliert, dass du deinen Blick einfältig werden lassen sollst. Nicht mehr aus den zwei irdischen Augen zu schauen, sondern aus dem einen, dem dritten Auge. Mit dem dritten Auge ist unsere Intuition gemeint. Wir lassen uns dann von der Quelle in uns führen. Wir entscheiden nicht mehr allein bzw. mit Hilfe unserer Sinneswahrnehmungen, die uns zur Verfügung stehen, sondern durch und mit Hilfe der göttlichen Anbindung. Jesus ist ein Beispiel für jemanden, der immer in Verbindung stand. Und auch, wenn du noch nicht die Entwicklung von Jesus absolviert haben magst, kannst du dich bereits jetzt dafür entscheiden, dein Leben/dein Thema so zu betrachten, als wenn du es mit göttlicher Führung tun würdest.
Was würde ein einfältiger Blick dir raten?

Meditation

Schließe deine Augen und werde still.

Lausche mal, ob es wirklich still wird in dir.

Wahrscheinlich ist es nicht leicht, denn all deine Gedanken und manchmal widerstrebenden Impulse werden ziemlich laut, wenn du deine Augen geschlossen hast und dich nicht mehr geschäftig hin und her bewegst.

Registriere einfach, wie laut es in deinem Verstand ist. Ändern lässt es sich in der Regel nicht so schnell.
Das ist auch nicht schlimm, viel schlimmer wäre es, wenn du dir nicht eingestehen könntest, dass dein Denken ziemlich laut ist.

Akzeptiere es einfach.

Denn auch wenn es laut in dir ist, kannst du die Entscheidung treffen, all diesen Gedanken nicht zu folgen.
Du darfst sie anschauen, wie sie kommen und gehen, registrieren, wie unterschiedlich sie sind, und bemerken, dass wahrscheinlich kein einziger Gedanke in dir wirklich neu ist.
Mehr nicht.
Dabei stellst du eine heilsame und beruhigende Distanz her zu dem lauten Treiben in dir.
Versuche es.

Und dann konzentrierst du dich auf die Stelle zwischen deinen Augenbrauen.
Bleibe entspannt dabei, du schaust einfach mit deinen geschlossenen Augen an diesen Punkt.

Atme ruhig ein und aus und nimm wahr, wie du immer mehr loslassen kannst.
Vielleicht bemerkst du auch, wie entlastend es ist, nur auf einen Punkt zu schauen.

Es ist dein drittes Auge. Viel hat es dir zu erzählen. Es führt dich in jedem Moment, wenn du möchtest.

Spüre nach, wie es sich anfühlt, diese innere Führung in dir zu wissen.

Und dann richte deine Aufmerksamkeit ein wenig hinter diesen Punkt, so als wenn du dich weiter in dein Kopfinneres hineinbewegst.
Von dieser Kopfmitte heraus stelle dir vor, dass du an einem Faden hängst, der dich vom Universum aus mit allem versorgt, was du brauchst. Er verbindet dich mit einer Quelle, aus der du schöpfen kannst, die immer für dich da ist, die dich führt, wenn du dich führen lässt.

Versuche, dieses Bild in dir zu intensivieren.

Nimm wahr, wie es sich anfühlt mit dem Wissen, in Anbindung zu sein.

Und dann nimm dieses Wissen um Führung mit und stelle dir vor, dass du dein Thema/deine Welt aus dieser Sicht betrachtest.

Du schaust mit einfältigem Blick, mit göttlicher Anbindung auf das, was du dir jetzt anschauen möchtest.

Was hat es dir zu berichten?

Spüre nach.

Einsicht

Magst du es, einsichtig zu sein?
Ist bei Einsicht alles enthalten, was wichtig ist?
Mit geeinter Sicht auf alles zu schauen, denkst du, dass das möglich ist?

Einsicht hat etwas von Hineinsehen, man sieht in den Gegenstand, das Thema oder vielleicht den Menschen hinein. Bei diesem Hineinsehen bekommt man eine Sicht auf die Dinge, die man vorher nicht hatte. Die Sicht ist neu. Manchmal teilt man diese Sicht mit einem anderen. Man wird einsichtig, mit einer gemeinsamen und einenden Sicht auf das, worum es grad geht.
Einsichtig zu sein kann auch bedeuten, dass man etwas erkennt, was man vorher nicht erkannt hat. Unsere menschlichen Augen sind begrenzt, obwohl es zwei sind, und unser Verstand auch. Er kann nicht alle Dinge erfassen, die vielleicht wesentlich sind.
Mit einer Sicht zu schauen nähert uns dem Göttlichen.
Früher oder später werden die meisten einsichtig, sie erkennen dann das Wesentliche. Das Wesentliche in den Erscheinungen der Natur, das Wesentliche hier auf der Erde, das Wesentliche der eigenen Werte und Einstellungen, das Wesentliche unseres Lebens- Auftrages, das Wesentliche als Eine Sicht auf alles.
Wo möchtest du einsichtiger werden? Wenn ja, warum?

Meditation

Lass Ruhe einkehren in dein Denken.
Und um dieser Ruhe näher zu kommen, entscheidest du dich, deinen Gedanken, vielleicht auch Fragen, für den Moment nicht mehr zu folgen.
Spüre, wie entlastend es sein kann, für den Moment gar nichts denken zu wollen, auch, wenn es vielleicht nicht gleich gelingt. Aber probiere es immer wieder. Wenn du bemerkst, dass du

wieder auf einen Gedanken- Zug aufgesprungen bist, steige einfach wieder aus. Das reicht.
Und dann bist du für einen Augenblick ganz im Moment angekommen. Ohne zu denken.
Und vielleicht sind solche Momente deswegen so kostbar, weil sie flüchtig sind, und weil du sie nur kurz bewusst halten kannst. Den meisten Menschen geht es so. Um so wertvoller ist es doch, dass du dir jetzt die Zeit nimmst, um für einen Moment ganz da zu sein, in diesem klitzekleinen Augenblick.
Du kannst ihn erkennen an dem Zwischenraum, der entsteht, wenn ein Gedanke zu Ende ist, und ein neuer noch nicht begonnen hat.
Es ist, als wenn du am Gleis eines Bahnhofes stehst, einen Zug verabschiedet hast und der nächste noch nicht gekommen ist. Angekündigt ist er vielleicht.

Versuche mal, genau auf diesen leeren Moment dazwischen zu achten.

Vielleicht helfen dir diese Fragen:

- Woher kommt mein nächster Gedanke?
- Was ist mein nächster Gedanke?

Bevor du ihn entdeckst, ist dieser Zwischenraum da. In diesem Raum ist nichts außer Gewahrsein, ein Sein im Moment.

Du bist ganz bei dir.

In diesem Raum, in dem praktisch nichts ist, bist du einsichtig. Du schaust auf das Eine, in dem alles enthalten ist. Du fühlst das Eine, das alles enthält. Auch, wenn es sich wie nichts anfühlen kann, ist es doch alles, was ist.

Probiere, diesen Raum zu entdecken und dann zu halten, bis du bemerkst, dass du wieder einem Gedanken gefolgt bist. Dann beginnst du wieder.
Nimm dabei bewusst wahr, wie es sich anfühlt, in diesem kleinen Moment eine Sicht auf alles zu haben.

Und übertrage es dann auf das Thema, weswegen du jetzt diese Meditation machst.
Stelle dir vor, du hättest diese eine Sicht darauf. Wie wäre das? Was würde sich vielleicht für dich ändern?

Es kann sein, dass du keine wirkliche verstandesmäßige Antwort findest, aber ein Gefühl wird sich einstellen.
Folge ihm…

Und spüre dann nach.

Verzweiflung

Was lässt dich verzweifeln und warum?
Von wem oder was hast du dich getrennt, wenn du ver-*zwei*-felt bist?
Was zeigt dir der andere oder das, was dich verzweifeln lässt, von dir selbst?

Wir sind oft verzweifelt, wenn sich ein Wunsch nicht erfüllt hat und wir damit rechnen, dass er sich auch in Zukunft nicht erfüllen wird. Wir wurden verlassen, enttäuscht, haben etwas nicht geschafft, eine Chance ist für immer vorbei, das Leben im Allgemeinen präsentiert sich nicht wie erhofft.
So etwas lässt uns verzweifeln.
Aus dem erwünschten Glücksgefühl, das uns an Einheit erinnert, ist eine Zweiheit geworden. Du und dein erhofftes Glück sind meilenweit voneinander entfernt. Und wir glauben, wir könnten nichts mehr daran ändern. Daraus entsteht Ver-zwei-flung.
Der Ausweg daraus ist nicht so beliebt, und doch die einzige Rettung. Du musst dich verbinden mit dir selbst, und das heißt nicht, dass du dir etwas ein- oder schön redest, sondern dass du dir erlaubst, alles zu fühlen, was du jetzt fühlst. Dabei nimmst du dich selbst in liebevolle Arme und hältst dich, bis du dich getröstet fühlst. Wenn du dich wirklich darauf einlässt, entsteht das schönste und intensivste Glücksgefühl, das du dir vorstellen kannst. Aus der Verzweiflung heraus. Also lege allen Zweifel ab.

Meditation

Gehe hinein in die Zeit deiner Entspannung.
Dafür schließt du deine Augen und konzentrierst dich auf deine Atmung. Atme bewusst tief ein, halte den Atem für eine kleine Weile und atme dann alles durch die Nase wieder hinaus.
Tu es langsam, nicht hektisch.

Wiederhole diese Atmung, bis du den Eindruck hast, dass es ruhiger und entspannter in dir geworden ist. Auch wenn es dauert, nimmst du dir die Zeit dafür.

Und ohne, dass du sie hast kommen sehen, ist sie plötzlich da, deine innere Ruhe.
Vielleicht noch nicht vollständig, aber doch spürbar.

Für einen Moment genießt du sie.

Du brauchst diese Ruhe, um dich einem Thema zu stellen, das voller Energie steckt. Keine angenehme, sondern eher eine hochexplosive. Denn ihr seid im Streit auseinandergegangen, das letzte Mal.
Vielleicht ist es auch etwas Unausgesprochenes, das dich jetzt genau an *diese Person* denken lässt.
Geärgert hast du dich, und verstanden gefühlt hast du dich auch nicht.
Wahrscheinlich geht es diesem Menschen genauso.

Du atmest einmal tief durch.
Die Person erscheint vor deinem inneren Auge.

Nimm dir bewusst das Recht heraus, diesen Menschen mit einem Abstand zu dir zu stellen, der sich für dich angenehm anfühlt. Du brauchst diesen Abstand, um in deiner Ruhe, auch in deiner Kraft zu bleiben.
So einfach war das bisher nicht, weil ihr des Öfteren nicht einer Meinung wart. Viele Verurteilungen sind ausgesprochen worden, einige waren sehr verletzend.
Du spürst diese Verletzungen, sowohl deine eigenen als auch die des anderen. Du siehst sie in seinem Gesicht, in der Haltung, in seiner Ausstrahlung.
Wahrscheinlich sieht die andere Person deine Verletzungen auch.
Und so steht ihr nun mit einem gebührenden Abstand zueinander.

Es macht dich ein wenig traurig zu sehen, wie verletzt ihr beide seid.

Vielleicht fragst du dich, ob es jemals wieder gut zu machen ist, was ihr euch angetan habt.
Vielleicht fragt sich das der andere auch.
Du erinnerst dich an deine Kindheit, wo vertragen so einfach war. Manchmal seid ihr einfach aufeinander zugegangen und einer hat gefragt:
„Wollen wir uns wieder vertragen?"

So erleichternd war es damals, wieder Frieden geschlossen zu haben und wieder eine Einheit zu werden.
Nicht mehr so getrennt und zerstritten.
Einfach wieder zusammen zu spielen.

Du überlegst, ob das jetzt auch so leicht funktionieren kann. Jetzt, wo du erwachsen bist und das Aufeinander zugehen vielleicht nicht mehr so einfach ist.

Du schaust die Person an, die dir gegenübersteht. Du weißt um die Dinge, die euch auseinandergebracht haben.
Und doch ist auch diese Person ein Mensch mit Gefühlen und Bedürfnissen. So wie du.

Und deswegen traust du dich zu sagen:

„Wollen wir uns wieder vertragen? Trotz all der Unterschiede, die wir auch haben? Trotz all der Themen, bei denen wir nicht einer Meinung sind?" Ich glaube, das wäre schön."

Spüre, wie es sich anfühlt, diese Frage ausgesprochen zu haben.
Vielleicht fühlst du dich ein wenig leichter im Herzen, auch wärmer, und vielleicht ist der Abstand zu der Person kleiner geworden. Denn genau wie du ist diese Person ein Mensch mit Gefühlen und Bedürfnissen, und ihr beide sehnt euch danach, in Frieden zu leben.

(Pause)

Und unabhängig davon, wann oder wie diese Person antworten wird, geht es dir bereits jetzt besser, weil du gefragt hast, ob ihr euch wieder vertragen wollt.

Du hast etwas Verbindendes geschaffen, was dir guttut.
Du hast dich mit dir und mit dem anderen verbunden.

Nimm wahr, wie es sich für dich anfühlt, auch, wieviel Verzweiflung jetzt noch in dir spürbar ist.

Kehre erst dann in deinen Alltag zurück, wenn du dich bereit dafür fühlst.

Wechsel

Hast du dich schon mal selbst ausgewechselt?
Wieviel Abwechslung gönnst du dir?
Was möchtest du am liebsten sofort auswechseln?
Welche Wechselfälle des Lebens möchtest du am liebsten ungeschehen machen?

Was assoziierst du grundsätzlich mit Wechsel?
Wie du zu diesem Thema stehst, merkst du sofort daran, wie du dich jetzt fühlst: hast du eher ein warmes und wohles Gefühl in deiner Bauchgegend, dann stehst du dem Wechsel grundsätzlich positiv gegenüber; hast du ein eher mulmiges Gefühl, dann magst du den Wechsel nicht so sehr.
Nimm wahr, wie es bei dir ist, ohne zu bewerten.
Und dann mache dir bewusst, was das Gegenteil von Wechsel ist: es ist die Beständigkeit. Danach sehnst du dich bestimmt auch. Und nun gilt es, beides zusammenzufügen.
Kannst du Beständigkeit im Wechsel(haften) sehen?
Ist in den ständigen Wechselfällen des Lebens trotzdem etwas zu entdecken, was Bestand hat?
Wenn nicht, dann ist doch auch der Wechsel etwas Beständiges, oder?
Und wenn du zurück schaust auf dein Leben, wie sehr hast du dich bereits verändert, ohne es bewusst zu registrieren?
Und gleichzeitig bist du irgendwie auch immer noch die gleiche Person, oder?

Meditation

Suche dir einen ruhigen Platz, an dem du in den folgenden Minuten nicht gestört werden kannst.
Spüre gleich jetzt in dich hinein: denn dieser Platz kann auch in deinem Inneren sein, hast du daran schon einmal gedacht?

Oft suchen wir im Außen etwas und verzweifeln manchmal, dass wir dort nicht finden, was wir suchen.
Deswegen schau einfach mal, ob du, egal wo du jetzt grad bist, innerlich zur Ruhe kommen kannst. Du schließt einfach deine Augen, und auch das kann so geschehen, dass sie zwar nach außen aufbleiben, aber du dich entschließt, ihren Sinnesreizen nicht zu folgen. All die unterschiedlichen und wechselhaften Reizüberflutungen interessieren dich jetzt nicht mehr.

Du atmest bewusst tief ein und aus und konzentrierst dich nach und nach mehr auf deine Ausatmung. Diese verlängerst und verlangsamst du ganz bewusst und so gut es dir jetzt möglich ist.

Achte darauf, ob du all die verbrauchte Luft aus deinen Lungen hinausatmest, und wenn du das Gefühl hast, dass dort noch etwas verbleibt, dann ziehe den Bauch ein wenig nach innen, so dass du die restliche Luft aus deinen Lungen herausschieben kannst.
Versuche, sanft mit dir umzugehen und nicht in Hektik zu verfallen. Denn das muss gar nicht sein, allein durch die Ausrichtung auf deinen Atem gelingt es dir mühelos, dich wie von selbst in eine immer entspannter werdende Ruhe hinein zu atmen.
Registriere auch hier ganz bewusst, wie ruhig du jetzt schon bist, einfach nur, weil du dich auf deinen Atem konzentrierst.
Theoretisch könntest du jetzt in einer vollen Fußgängerzone in der Stadt spazieren und atmest dich trotzdem immer mehr in deine innere Ruhe hinein.

Und jetzt, wo du dir deiner Ruhe immer bewusster wirst, wird dir klar, dass sie völlig unabhängig von allem ist, was dich sonst in deinem Alltag beschäftigt. Sie ist einfach in dir gewachsen und immer größer geworden.
Alle Aufgaben, Anforderungen, äußeren Reize, all die Veränderungen, die sich jeden Tag immer wieder vollziehen, verlieren an Bedeutung.
Aus deiner inneren Ruhe heraus kannst du dem wechselhaften Leben zuschauen, es beobachten, und innerlich ganz in deiner beständigen Mitte verweilen.

Und aus dieser Mitte heraus überlege mal, was du von dir aus verändern, was du vielleicht auch auswechseln möchtest. Überlege in aller Ruhe, wie wichtig es für dich ist. Nimm dir deine Zeit.

Spüre nach, solange es dir möglich ist.

Behalte deine Ruhe.

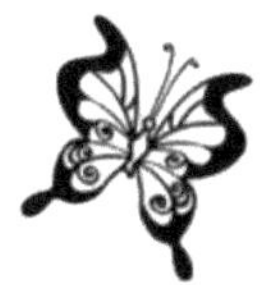

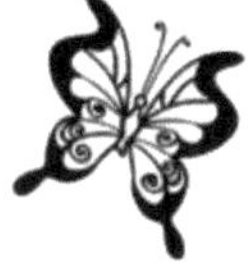

Ablösung

Ablösung kann Erlösung sein! Auch für dich?
Wo suchst du nach Lösungen?
Wovon willst du dich (nicht) lösen?
Wie wäre es, wenn du dich freiwillig von deinem jetzigen Problem löst?

Allem, was du siehst, gibst du die gesamte Bedeutung. Kannst du verstehen, was das heißt?
Vielleicht erschreckt es dich, vielleicht erkennst du aber auch die Erlösung, die in dieser Erkenntnis liegt. Denn es heißt, dass du dich von allem lösen kannst, was du bisher als wahr und wirklich angesehen hast. Allem, was du siehst, hörst und mit deinen Sinnen wahrnimmst, gibst *du* deine Bedeutung. Du hast die Bewertung in deine Wahrnehmung gelegt, du hast geurteilt, ob etwas gut oder schlecht ist.
Im Umkehrschluss bedeutet diese Erkenntnis, dass du auch alles ganz anders deuten könntest. Wenn du willst.
Versuche, dein Thema/Problem aus einer anderen Perspektive zu betrachten, und frage dich, ob diese Sichtweise genauso wahr sein kann.

Meditation

Vielleicht bemerkst du bereits jetzt, wie schwer deine Augenlider sind, und es fällt dir nahezu leicht, sie einfach nach unten fallen zu lassen.
Wie eine Erleichterung fühlt es sich an, einfach die Augen zu schließen.
Du bemerkst diese Erleichterung daran, dass du tief ein- und ausgeatmet hast. Bei der Ausatmung hast du innerlich geseufzt. Vielleicht tust du es noch mehrere Male, weil du wahrnimmst, dass bei diesem Seufzen die Anspannung deinen Körper verlässt. Dein Körper lässt bereits jetzt los.

Merkst du das?

Wieviel Erleichterung jetzt schon spürbar ist, ohne jegliches weiteres Tun.

Du atmest dich weiter hinein in deine Entspannung.

Dabei fällst du immer tiefer in eine angenehme Schwere. Sie trägt dich und du fühlst dich geborgen.
Du genießt dieses geborgene Gefühl, denn es ist, als wenn du gehalten und beschützt wirst. So sicher fühlst du dich.

Ein Gefühl von Dankbarkeit erreicht dich. Du bist dankbar, weil alles Schwere dich scheinbar so leicht verlassen hat, und du in diesem „Einfach so da liegen und gehalten werden“ viel Erleichterung spüren kannst.

Ein Gedanke steigt langsam in dein Bewusstsein und er fragt dich, warum du nicht alles in deinem Leben so leichtnehmen kannst? Schließlich bemerkst du doch jetzt, wie leicht es ist, sich zu lösen von Anspannung und Verspannung. Vielleicht auch von einem Festhalten an bestimmten Dingen oder Erwartungen.

Du atmest weiter alles Schwere hinaus. Nichts ist jetzt wichtiger, als einfach entspannt die Augen geschlossen zu halten und immer tiefer in das sichere Gefühl des Gehaltenwerdens und Loslassens zu sinken.

Ein weiterer Gedanke steigt in dein Bewusstsein. Er sagt dir: es ist alles in Ordnung. Du musst nichts tun. Du darfst einfach nur den Frieden genießen, der jetzt spürbar ist.

Und ohne, dass du dich anstrengen musst, bemerkst du, dass du dich immer weiter ablöst von Dingen, die dir eben noch wichtig erschienen.
Irgendwie magst du auch gar nicht mehr an diese Themen denken. Das entspannte Gefühl, was sich längst in dir ausgebreitet hat, ist dir viel lieber und wichtiger geworden. Und die Welt, die dir oft als anstrengend und schwierig vorkommt, rückt in immer weitere Ferne.

Es tut dir gut, mit Distanz auf sie zu schauen, weil du weißt, dass es heilsam ist, sich zu lösen von Dingen, die dir nicht guttun.

Du weißt auch, dass *du* es oft bist, der sich festbeißt in bestimmte Vorstellungen oder Erwartungen. Es hat dich schon oft viel Kraft gekostet. Und überprüft hast du diese Vorstellungen auch nicht. So hast du festgehalten, was vielleicht gar nicht mehr wichtig für dich war.
Jetzt lässt du einfach los.

Und auch, wenn du gar nicht genau weißt, von was du dich allem löst, spürst du genau, dass es deine Entscheidung ist loszulassen. Und diese Entscheidung schenkt dir ein Gefühl von Befreiung.

Du *willst* dich lösen, weil es dir guttut.
Einfach loslassen.
Und schon bist du frei.

In dieser Freiheit kannst du dir eine ganz eigene und neue Welt erschaffen. Sie sieht friedlicher aus, das weißt du schon jetzt.

Bleibe in diesem Gefühl des entspannten Loslassens, solange du es halten kannst.

Und dann vertiefe wieder deinen Atem, bevor du ganz langsam wieder in deinen Alltag zurückkehren möchtest.

Halte fest, was du festhalten möchtest!

Anerkennen

Was weigerst du dich, zu erkennen?
Kannst du dir vorstellen, dass im Anerkennen bereits die Lösung liegt?
Wer oder was möchte von dir anerkannt werden?
Wie gut kannst du loben?

Im Anerkennen dessen, was ist, liegt Frieden.
Das mag sich zu einfach anhören, so dass du es vielleicht gar nicht glauben kannst. Und doch ist Anerkennen genau das, was dich zum Frieden führt. Probiere es aus. Egal mit was. Nimm ein Problem, ein Thema, eine Situation, oder ein Gefühl, das du jetzt hast. Und sage: „Ich erkenne dich an, es darf sein, wie es jetzt ist. Du darfst sein!“ Spüre die Entspannung, die eintritt, nur weil du Ja gesagt hast. Und sei auch bereit, den Widerstand, den du vielleicht gefühlt haben magst, oder das Unvertraute in dieser Übung, mit der gleichen Akzeptanz anzunehmen. Eben das anzuerkennen, was sich in dir zeigt.

Meditation

Setze oder lege dich bequem hin und lasse dich ein.
Dieses Einlassen ähnelt bereits einem Anerkennen. Du anerkennst in diesem Moment deinen Wunsch nach Ruhe und Besinnlichkeit. Du sagst Ja zu dir und deinem Bedürfnis.
Das ist Anerkennen.
Und es ist schön, dass du das tust. Findest du nicht auch?

Spüre mal, was sich jetzt in dir zeigt.
Vielleicht findest du auch ein Gefühl von Peinlichkeit oder Scham, weil du es unangenehm empfindest, so im Mittelpunkt zu stehen oder dich selbst ganz vorne an zu stellen.
Es geht bestimmt Vielen so. Wir sind oft ungeübt darin, uns selbst anzuerkennen mit allem, was zu uns gehört. Vielleicht

aber auch, Erfolge und Fähigkeiten herauszustellen. Viele von uns haben gelernt, dass man das einfach nicht tut.
Viel leichter fällt es uns, Kritik oder Negatives zu äußern. Das scheint irgendwie gesellschaftsfähiger zu sein.
Wenn es bei dir so ist, versuche, diese Gefühle nicht wegzudrängen, sondern lasse sie zu. Erkenne sie an. Sie gehören zu dir, so ist es nun einmal.

Spüre die Entlastung, die eintritt, wenn du einfach Ja zu dir sagst. Und gehe milde mit dir um. Nimm wahr, wie schön es sein kann, anzuerkennen, was ist.

Und dann wandere in Gedanken zu einer Person aus deinem Umfeld, von der du weißt, dass sie sich danach sehnt, von dir etwas Positives zu hören. Denn oft schon hast du Dinge angesprochen, die dir nicht gefallen, Verhaltensweisen, die dich stören.
Viel weniger oft hast du bisher ausgesprochen, was dir gefällt. Und es gibt Vieles davon.
Jetzt willst du dir Zeit nehmen, diesem Menschen zu sagen, was du alles an ihm magst.
Dafür lässt du diese Person vor deinem inneren Auge in Erscheinung treten.
Du weißt längst, wer es ist.

Und dieser Mensch gibt dir Zeit, bis du dich gedanklich und gefühlsmäßig eingestimmt hast und dich traust, genau die Dinge zu sagen, die bisher unausgesprochen waren.
Vielleicht sagst du zu Beginn, dass es dir leidtut, dass du so lange gebraucht hast, bis dir klar wurde, wie wichtig es ist, jemanden anzuerkennen, zu loben, ihm etwas Positives zu sagen.
Vielleicht magst du auch die Gründe dafür nennen, zum Beispiel dass dir nicht vertraut war, so etwas zu sagen, oder weil du befürchtet hast, dass es unangemessen sein könne.
Wie auch immer, jetzt ist es anders, und du wirst deinen Weg finden.

Und dann beginnst du zum Beispiel mit den Worten:
„Ich mag an dir, dass du ....“.
„Ich bewundere dich dafür, dass du .....“.

„Ich bin beeindruckt von dir, weil du .....“.

Spüre die Verbindung, die zwischen euch entsteht, wenn du diesem Menschen Worte der Anerkennung mitteilst.
Spüre auch, wie es *dir* dabei geht.

(Pause)

Bleibe so lange mit diesem Menschen zusammen, wie es euch beiden guttut.

Dann bedanke und verabschiede dich.

Spüre eine Weile nach.

Kehre erst dann in deinen Alltag zurück, wenn du dich bereit dafür fühlst. Und wenn du magst, setze deine Meditationserfahrung in der Praxis um.

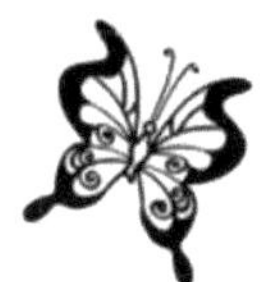

Einverstanden

Verstehst du, worum es im Leben wirklich geht?
Lebst du mit Verstand oder mit Gefühl? Oder mit beidem?
Bist du in der Lage, zu verstehen, ohne einverstanden zu sein?
Kann man „eins werden“ im Verstehen?

Etwas zu verstehen bedeutet, dass der Verstand Kategorien gefunden hat, in denen er das Wahrgenommene einsortieren kann. Einverstanden zu sein bedeutet, dass das Wissen in diesen Kategorien dem inneren Wertesystem entspricht. Du bist eins damit. Wir können aber auch etwas verstehen, ohne damit einverstanden zu sein, zum Beispiel können wir nachvollziehen, dass jemand ärgerlich ist, dennoch mögen wir den Ausdruck des Ärgers nicht. Wir können den Verstand und die Vernunft verstehen, wir können Gefühle verstehen, mit beidem können wir einverstanden oder nicht einverstanden sein. Und doch gehört alles zu uns. Zu dem Einen, was wir sind. Wir haben eine Quelle, einen Ursprung, eine Liebe, eine Verbindung. Ob wir das verstehen oder nicht. Öffne dich für diese Erkenntnis.

Meditation

Wenn du magst, darfst du diese Meditation nutzen, um festzustellen, ob du einen klaren Zugang zu deinem inneren Einverständnis hast. Du bemerkst dann an bestimmten Körperreaktionen oder identifizierbaren Gefühlen, ob du ein inneres Ja in dir spürst oder ein inneres Nein. Das zu registrieren ist wichtig, denn es macht dich sicher in dem Wissen, dass du mit dir selbst verbunden bist. Was du daraus machst, ist erst einmal sekundär. Wichtig ist, dass du lernst, dich selbst zu spüren.

Nimm also wahr, ob du damit einverstanden bist, dich einzulassen auf diese Zeit der Ruhe mit dir. Ein Ja fühlt sich irgendwie friedlich an, du entspannst dich bereits bei dem Gedanken an

eine Meditation. Ein Nein fühlt sich eher wie ein inneres Zusammenziehen an, im Grunde wie ein kleiner Krieg im Innen.
Wenn du ein Nein spürst, so ist das gar nicht schlimm, lass das Nein genau so viel Wert sein wie ein Ja.
Und dann darfst du dich trotzdem entscheiden, deine Augen zu schließen und tief ein- und auszuatmen.

Nimm wahr, wie du immer mehr in deine innere Ruhe findest, auch wenn sich diese Ruhe noch unruhig anfühlt.
Überlege, ob du mit dem Maß deiner inneren Ruhe einverstanden bist, auch wenn es sich noch gar nicht ruhig anfühlt.

Atme weiter bewusst ein und aus und versuche Abstand herzustellen zu allem, was sich in deinem Verstand ereignet.
Du beginnst, deine Gedanken zu beobachten. Das machst du so, als wenn du ein Buch liest.
Auf jeder Seite steht ein Gedanke, den du liest.
Wenn du fertig bist, blätterst du um, und auf der nächsten Seite steht ein anderer Gedanke.

Es ist gar nicht von Bedeutung, was die Gedanken genau sagen.
Du musst dir auch nicht überlegen, ob du mit einem Gedanken übereinstimmst oder nicht.
Du beobachtest einfach nur.

Praktiziere das so lange, wie du kannst.

(Pause)

Dann wechselst du zu deinen Gefühlen.
Welches Gefühl kannst du jetzt wahrnehmen?
Und wie lange ist es da?
Einfach nur beobachten.
Lass alle Bewertung fallen. Alles darf sein.

(Pause)

Und dann frage dich: Wer ist eigentlich derjenige, der beobachtet?

Unabhängig davon, wie deine Antwort ausfällt, hast du eins vielleicht bemerkt. Dein innerer Beobachter ist mit allem einverstanden.

Spüre nach.

Kehr erst dann in deinen Alltag zurück, wenn du dich bereit dafür fühlst.
Versuche, deinen inneren Beobachter in deinem Bewusstsein zu verankern.

Umgehend handeln

Wer oder was wartet auf dein Handeln?
Kannst du auch im Nichtstun handeln?
Womit solltest du umgehen lernen und damit im Umgehen handeln?

Oft sind wir getrieben von Anforderungen und versuchen den ganzen Tag, die Woche, den Monat, ein Leben lang Ziele zu erreichen. Die meisten davon haben andere gesetzt. Wenige wir selbst. Zumindest haben wir die meisten Ziele irgendwann nicht mehr hinterfragt. Wir rennen einfach wie ein Esel hinter der Mohrrübe hinterher, ohne sie je wirklich zu erreichen.
Obwohl es wie ein Widerspruch anmutet, ist umgehendes Handeln gefragt. Umgehend bedeutet, dass du dich zu dir umdrehst und für eine Weile überlegst, ob du weiter machen möchtest wie bisher. Diese Phase des Überprüfens könnte von außen betrachtet wie Nichts aussehen, aber innerlich bist du ganz bei dir. Du handelst, indem du einen Zugang zu dir selbst herstellst. Das kann sich auch im Außen zeigen, wenn du etwas in deinem Leben veränderst. Aber jetzt wartet zunächst die wichtigste Person in deinem Leben auf dich: Du selbst.
Du solltest umgehend handeln, indem du mehr auf dich hörst. Auch wenn andere Menschen meinen könnten, dass du dabei nichts tust.

Meditation

Schon von weitem hörst du diese Musik. Sofort hat sie dich in ihren Bann gezogen. Es sind nicht viele Töne, aber jeder einzelne von ihnen hat es in sich. Sie sind langgezogen, werden intensiver, bevor sie wieder leiser und von einem anderen Ton abgelöst werden. Du kannst gar nicht sagen, dass es eine Melodie ist, die Töne wirken eher wie eine Geschichte, die erzählt wird.

Eine eigenartige Stimmung löst sie in dir aus, wie Nebelschwaden, die langsam, aber sicher in der Dämmerung aufsteigen. Sie wirken magisch und sie erzählen die Geschichte.

Du folgst der Atmosphäre, die zu deiner eigenen Melodie wird.
Ein wenig melancholisch fühlst du dich, und du gehst diesem Gefühl nach. Wohin der Weg führt, weißt du noch nicht, aber irgendetwas in dir drängt dich zum Gehen.

Aber wohin sollst du gehen?

Ein Teil in dir scheint es zu wissen, ein anderer nicht, und doch ist es so, als wenn der wissende Teil in dir mehr und mehr die Oberhand gewinnt.

Du willst gehen.

Und vielleicht musst du nicht wirklich los gehen, sondern eher etwas in die Hand nehmen, handeln, weil es drängt.
Schon längst wurde es Zeit, dass du genau *das* tust, und du weißt das. Immer wieder hast du es hinausgeschoben, hast andere Dinge für wichtiger gehalten. Du hast dich abgelenkt, so könntest du es formulieren.
Aber der eine Teil in dir hat nicht aufgehört, dich immer wieder zu erinnern.
Wie diese Musik, die so unwiderstehlich in dein Ohr drängt. Du kannst gar nicht weghören.

Immer noch fühlst du Melancholie in dir, sie wird nicht vergehen, bis du ihr Gehör geschenkt hast.
Bis du endlich begonnen hast, ihr zu folgen.
Bis du endlich das getan hast, was du längst hättest tun sollen.

Die Musik nimmt an Kraft zu.
In dir steigt dein Energieniveau.

Jetzt ist die richtige Zeit, um zu handeln. Das umzusetzen, was so lange nur auf eine Person gewartet hat. Auf dich.
Du willst jetzt umgehend handeln. Du atmest tief durch, und dann öffnest du deine Augen.
Es wird Zeit.

Auf der Nase herumtanzen

Wer tanzt dir auf der Nase herum?
Kannst du dir selbst auf der Nase herumtanzen?
Wem möchtest du eigentlich mal auf der Nase herumtanzen?
Um welche Hindernisse in deinem Leben könntest du geschmeidig herumtanzen?
Wieviel Bewegung hast du in deinem Alltag integriert?

Mit dem Tanz ist es so eine Sache. Die Vorstellung, jemand anderem auf der Nase herumzutanzen, mutet viel lustiger an als das Gegenteil. Wir lassen uns nicht gerne auf der Nase herumtanzen. Es hat etwas von Respektlosigkeit und Missachtung unserer Grenzen.
Etwas leichter wird es, wenn wir den Spaß dabei betrachten. Einfach mal das Leben leichter, es als Spiel oder sogar als Tanz zu sehen, könnte Bewegung nicht nur in diese Betrachtung, sondern auch ins Leben selbst bringen. Und wenn wir uns selbst mal auf der Nase herumtanzen, dann könnten wir locker nehmen, wenn dort mal jemand anderer tanzt. So tanzen wir um das Geschrei unseres Ego herum und setzen ihm sein Krönchen wieder auf. Das Leben ist viel zu kurz, als uns über Kleinigkeiten zu ärgern, oder? Und ein Tänzchen ist gut für die Gesundheit und gute Laune! Es hat noch niemandem geschadet, fröhlich zu sein.

Meditation

Deine Stimmung ist gut. Du freust dich auf diese Auszeit. Denn du weißt, dass sie dich noch fröhlicher machen wird als du ohnehin schon bist.
Und auch, wenn deine Stimmung nicht gut sein sollte, kannst du dich dennoch entscheiden, dich auf das Freuen zu freuen. Weil du sicher sein darfst, dass deine Stimmung bald besser sein wird.

So bist du gespannt, wohin es dich führt, in dieser deiner Vorstellungswelt. Noch siehst du nichts. Schwarz ist es vor deinen geschlossenen Augen.

Ist es dunkel, weil du die Augen geschlossen hast, oder ist dort etwas Dunkles, was gesehen werden möchte?

Eine gute Frage, denkst du.

Und sie führt dazu, dass du noch ein wenig gespannter in die Dunkelheit hineinschaust. Dort muss es doch etwas zu entdecken geben. Ein wenig Ungeduld mischt sich in deine Stimmung.

Sie hält nicht lange an, denn vor deinen Augen leuchtet ganz plötzlich ein heller Lichtstrahl auf. Wie ein Spot oder Scheinwerfer wirkt dieser helle Strahl.
Noch leuchtet er in die Dunkelheit, oder strahlt er etwas an?

Du schaust genauer hin und siehst etwas auf dem Boden liegen.
Bald erhebt sich dieses Etwas.

Dunkel gekleidet und deswegen zunächst unscheinbar wird dieses Etwas immer größer und beginnt zu tanzen. Fasziniert betrachtest du es.

Der dunkle Hintergrund entpuppt sich als Bühne, die nur für diesen Tänzer in Szene gesetzt wurde.
Wie geschmeidig seine Bewegungen sind.
Wie beeindruckend dieser Mensch.

Er scheint ganz bei sich zu sein. Zuschauer stören ihn nicht.

Er tanzt nach seiner eigenen Melodie.
Niemand sonst hört sie, aber jeder darf diesen wundervollen Tanz betrachten.

Wer ist dieser bezaubernde Tänzer, fragst du dich.
Du kannst den Blick nicht abwenden.

Und ganz plötzlich scheinen sich deine Augen noch schärfer zu stellen, ohne dass du dich dafür anstrengen musst.

Der Tänzer offenbart dir sein Gesicht.
Er offenbart dir sogar noch mehr als sein Gesicht.
Seine Arme, sein Körper, seine gesamte Erscheinung öffnen sich hin zu dir.
Ihr schaut euch in die Augen.

Und dir wird klar: *Du* selbst bist es, der dort tanzt. Deinen ureigenen Lebenstanz. Du schaust weiter zu.

Spüre nach.

Erwartung

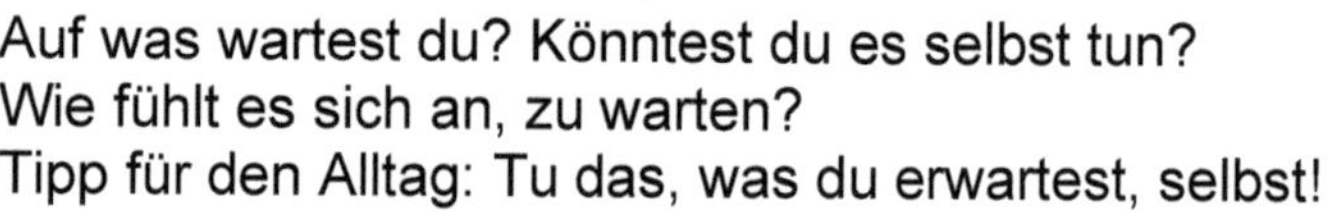

Auf was wartest du? Könntest du es selbst tun?
Wie fühlt es sich an, zu warten?
Tipp für den Alltag: Tu das, was du erwartest, selbst!

Manche warten ihr Leben lang, dass andere Menschen so werden, wie sie sich das vorstellen. Wir haben Erwartungen an das Leben und an andere Menschen. Wir können auch nicht anders, weil wir Menschen sind. Was wir aber ändern können ist, unser Glücklich Sein nach diesen Erwartungen auszurichten, es also von der Erfüllung dieser Erwartungen abhängig zu machen. Denn dann mögen wir bisweilen lange warten. Und das fühlt sich in der Regel nicht gut an.
Beginne damit, deine Erwartungen an andere Menschen und auch an das Leben selbst kennenzulernen und zu hinterfragen. Damit ist gemeint, dass du dir grundsätzlich die Möglichkeit einräumst, dass es gar nicht stimmen könnte, dass du die Erfüllung deiner Erwartungen wirklich brauchst. Vielleicht bist du ohne sie viel glücklicher.
Wenn du aber meinst, dass die Erwartungen, die du hast, wichtig sind, dann beginne damit, genau das, was du erwartest, anderen zu geben. Ohne Erwartung auf irgendeine Gegenleistung! Praktiziere dies über einen längeren Zeitraum.

Meditation

Mit gemischten Gefühlen gehst du vielleicht in diese Zeit der Entspannung. Du weißt um deine Erwartungen an andere. Und du weißt auch, dass du dir und anderen das Leben nicht immer leicht gemacht hast. Schließlich warst du dir meist so sicher, dass du Recht hattest mit dem, was du wolltest.
Nur die anderen haben das anders gesehen. Und daraus sind oft Konflikte entstanden, aus denen wiederum so einige Verletzun-

gen resultierten, die ihr euch gegenseitig zugefügt habt. Alle aus enttäuschter Erwartung.
Schade, denkst du.
Und deswegen möchtest du dir die Zeit nehmen, um dich mit deiner Erwartungshaltung zu beschäftigen.
Vielleicht atmest du jetzt tiefer ein und aus.
Es scheint nicht angenehm zu sein, dieses Thema.
Und doch steht es an. Es wird Zeit.

Du entspannst dich ein wenig, einfach deswegen, weil du dir sicher bist, dass du dich jetzt mit diesem Thema auseinandersetzen möchtest.
Wieder atmest du tief ein und aus, vielleicht sogar noch ein wenig tiefer als eben. Es tut dir gut.

Und mit der Konzentration auf deine Atmung atmest du dich langsam aber sicher in eine neue Welt hinein.
Aber diese Welt scheint gar nicht so neu zu sein, denn die Bilder und Menschen in dieser Welt sind dir vertraut. Und doch ist irgendetwas anders. Du weißt nur nicht, was genau anders erscheint.

Eine ganz besondere Atmosphäre nimmst du wahr, und die Gesichter der Menschen, die dir entgegenkommen, wirken sehr freundlich.
Diese Freundlichkeit ist besonders auffällig.
Nicht alle sind überschwänglich, weil jeder sein Maß an Leid trägt, aber sie wirken dennoch alle freundlich. Jeder grüßt den anderen, der ein oder andere hält ein kurzes Pläuschchen.
Worüber sie wohl reden, fragst du dich.
Wie sie es wohl schaffen, diese Freundlichkeit aufrechtzuerhalten, ja sogar aus der eigenen Tiefe heraus auszustrahlen?

Du versuchst, dir darüber klar zu werden.

Vielleicht erzählen sie sich, welche Aufgaben sie in ihrem Leben haben, vielleicht fragen sie sich auch, ob es jemanden geben könnte, der ihnen bei der ein oder anderen Aufgabe helfen könnte.

Aber das Besondere an dieser Frage ist, dass sie jede Antwort akzeptiert.
Der andere darf immer mit Ja oder mit Nein antworten.
Und das hat einen besonderen Grund.
Jeder in dieser Welt weiß um seine eigene Verantwortlichkeit. Denn keiner kann die Aufgaben des anderen übernehmen. Aber jeder darf dem anderen helfen, wenn es passt.
Und so wirkt das Miteinander harmonisch und friedlich.

Die Erwartungen entsprechen den Möglichkeiten.

Es muss sich gut anfühlen, denkst du, diese Einstellung im Leben umzusetzen. Voraussetzung ist, immer ehrlich mit sich und anderen zu sein.

Das wird keine leichte Aufgabe, denkst du vielleicht, aber du möchtest es probieren. Dessen bist du dir jetzt schon sicher.

Wieder atmest du tief ein und aus. Und spürst nach, solange du nachspüren möchtest. Du gibst dir die Zeit, die du brauchst.

...

Ernsthaftigkeit

Sind bei dir Ernst und Humor gleichermaßen ausgeprägt?
An welchem Ernst haftest du?
Was darfst und willst du in aller Ernsthaftigkeit loslassen?

Das Gegenteil von Ernsthaftigkeit ist Freudlosigkeit. Bist du ernst und ohne Freude? Wenn ja, löse dich vom Ernst und übe dich in Freude. Was würde viel einfacher werden, wenn du es mit Humor und Freude betrachten könntest? Einfach einmal lachen über etwas, was du bisher zu ernst genommen hast. Das soll nicht bedeuten, dass du alles veralbern sollst und jeden Bezug zur Realität aufgibst, aber es soll dich daran erinnern, dass das Ernste im Leben, mit Freude betrachtet, leichter zu nehmen ist und zudem das Leben schöner macht.

Meditation

Ein wenig ernsthaft machst du dich bereit für diese Reise zu dir selbst.
Und mit aller Ernsthaftigkeit fragst du dich, ob das Leben eigentlich so ernst gemeint war, wie du es oft siehst.

Sollte es so sein, dass du dein Leben mit so viel Ernst betrachtest, es als ernst und manchmal sogar als schwer empfindest?

Du bist dir nicht sicher, denn ansonsten würdest du dir die Frage nicht stellen.
Im Umkehrschluss bedeutet es, dass du in Erwägung ziehst, dass für dich etwas anderes vorgesehen war als das, was du bisher unter deinem Leben verstanden hast.

Ob es wahr sein kann, dass das Leben an sich und du selbst aus Freude bestehen soll?

Für einen erwachsenen Menschen, der mit beiden Beinen auf dem Boden steht, eigentlich ziemlich unrealistisch.
Aber irgendetwas lässt dich nicht los, als wenn es an deinen Nerven ziehen will.
Du entschließt dich, in diesen immer wiederkehrenden Zweifel hinein zu atmen. Du atmest ein, und atmest langsam wieder aus.

Und auch, wenn deine Augen nach außen geschlossen sind, bist du nach innen sehr wach, als wenn du dich fragend umschauen willst. Aber noch konzentrierst du dich auf deinen Atem. Schließlich möchtest du dich zunächst entspannen, bevor du Antworten auf deine Frage erwartest.

Ein kleines Lächeln zeigt sich um deine Mundwinkel, weil du dich im Grunde längst durchschaut hast. Pflichtgetreu, so wie du bist, möchtest du alles richtig machen, selbst beim Atmen und Meditieren.

Wie schön, denkst du, dass dich diese Seite von dir zu einem Lächeln bewegt. So schlecht ist es also nicht um deine Stimmung bestellt. Schließlich hat der Humor bei dir auch einen Platz.

Du atmest weiter und schaust dich innerlich um.
Dabei erscheinen Szenen aus deinem Leben.

Mehr oder weniger amüsiert betrachtest du sie. Denn einerseits findest du es lustig, dich selbst in deinem Leben zu beobachten, andererseits macht dich auch Einiges traurig, was du zu sehen bekommst.

Bei so mancher Szene fragst du dich, warum du damals so ernst und manchmal auch streng mit dir warst. Im Nachhinein hätte ein wenig mehr Lässigkeit gutgetan. Allen Beteiligten, aber vor allem dir selbst.
Einfach mal lachen über Fehler, Versäumnisse, Peinlichkeiten.

In der Rückschau scheint Vieles leichter.

Aber wenn du ganz ehrlich bist, prägt diese Ernsthaftigkeit auch heute noch dein Verhalten.

Du überlegst, ob dir nicht ein wenig mehr Freude und Humor gutstehen könnten.
Wieder musst du schmunzeln.

Jetzt sei mal nicht so streng mit dir, denkst du innerlich.

Du entspannst dich weiter.
Ein wenig Dankbarkeit wird spürbar.

Bleibe in diesem Gefühl, solange du es halten kannst.

Ablehnung

Was lehnst du ab?
Wem möchtest du freiwillig Anlehnung geben?
Wen dagegen möchtest du nicht in Anlehnung an dich haben?
An wen lehnst du dich an?

Grundsätzlich ist es völlig ok, sich an Jemanden anzulehnen. Auch ist es ok, eine Anlehnung abzulehnen. Schwieriger ist es, sich bewusst zu sein darüber, was man ablehnt und was nicht. Und sein Handeln nach den eigenen Werten auszurichten. Wir alle brauchen mal Anlehnung, physisch, emotional und mental. Wir brauchen Trost, Führung und Unterstützung. Und wir bilden uns unsere Meinung, wenn wir anderen zuhören, wenn wir beobachten und wahrnehmen. Dabei bemerken wir, wozu wir stehen können und wozu nicht, was wir ablehnen und was nicht. Wichtig ist, dazu zu stehen, wozu man steht, und sich nicht hinter irgendjemandem oder irgendetwas zu verstecken.
Wie ist es bei dir? Was lehnst du ab und was von deiner Ablehnung zeigst du?

Meditation

Versuche, dich zu entspannen, einfach dadurch, dass du dich dafür entscheidest. Du schließt deine Augen so gut es geht nach außen und schaust in dein Inneres hinein.
Und vielleicht hast du bereits bemerkt, dass dort viel zu finden ist, was du gar nicht so gerne magst.
Ja, wenn du ganz ehrlich bist, ist dort vieles zu finden, was du ablehnst. Und es fühlt sich nicht richtig gut an.

Kannst du dennoch zulassen, dass es so ist?
Dass dort Vieles ist, was du ablehnst?
Überlege mal und versuche, ja zu sagen zu dem, was ist.

Eigentlich müsste es sich dann ein wenig entspannter in dir anfühlen.

Und sei getröstet, du bist nicht allein.
Die meisten Menschen lehnen Vieles ab, aber nicht Viele können dazu stehen.

Du versuchst es. Einfach dazu zu stehen, wie es sich jetzt in dir anfühlt.

Atme einmal durch.

Lass die Augen weiter geschlossen.

Widerstehe der Versuchung, dich abzulenken.
Bleibe bei dem, was du jetzt fühlst, und vielleicht magst du genau dort hineingehen, wo du viel Ablehnung in dir spürst.
Vielleicht sind bereits bestimmte Personen vor deinem inneren Auge aufgetaucht, vielleicht sind es Situationen, die dir spontan einfallen, oder du bist selbst erschienen mit all den Eigenschaften und Verhaltensweisen, die du gar nicht an dir magst.
Wie auch immer es ist, schau dir alles in Ruhe an.
Spüre dabei deutlich dein Gefühl der Ablehnung.

Und dann versuche herauszufinden, aus welchem Grund diese Gefühle entstanden sind.
Manchmal ist es so, dass wir uns selbst nicht treu sind, wenn wir andere Menschen ablehnen. Dass wir längst hätten sagen sollen, was wir denken, dass wir längst hätten unsere Grenzen ziehen sollen. Und weil wir uns das nicht getraut haben, lehnen wir andere Menschen ab. Wir projizieren sozusagen unsere eigene Ablehnung auf andere.
Spüre, wie es bei dir ist.

Wenn du dich mehr mit dir und deiner Person beschäftigst, dann nimm wahr, warum du *dich* ablehnst.
Wahrscheinlich kannst du jetzt viele Gründe aufzählen, die mit deinem Körper, mit bestimmten Misserfolgen oder negativen Eigenschaften zu tun haben.

Die Frage wäre aber: aus welchem Grund magst du dich nicht, wie du bist? Mit allem, was dich so einzigartig macht? Mit allem, was du kannst und was du nicht kannst.

Wahrscheinlich ist es so, dass du meinst, schlechter als andere und deswegen weniger Wert zu sein.

Wenn du magst, überprüfe diesen Glaubenssatz.

Und lass dich trösten.
Denn wahrscheinlich bist du nicht allein.
Wahrscheinlich geht es allen so. Somit seid ihr wieder in einem Boot.
Fühle, wie gut es dir tut, nicht allein zu sein.

Überlege dann, was das Gute sein kann an dem, was du ablehnst.
Oft wissen wir nicht zu achten, welcher Schatz in bestimmten Eigenschaften, Verhaltensweisen, aber auch bestimmten Lebenssituationen zu bergen ist.

Nimm dir Zeit, darüber nachzuspüren. Und die beste Zeit ist immer jetzt.

Entwicklung

Wo hast du dich eingewickelt?
Wenn du dich entwickelst, was legst du frei?
Welchen Vorteil hat die Verwicklung für dich?
Welches Ziel verfolgst du mit deiner Entwicklung?

Unser gesamtes Leben entwickeln wir uns, ob wir es bewusst tun oder nicht. Manche entwickeln sich mehr und intensiver, weil sie festgestellt haben, dass (Persönlichkeits-) Entwicklung im Ergebnis guttut. Denn wenn man ein Ziel erreicht hat, fühlt es sich in der Regel freier, friedlicher und erlöster an. Weil man sich Themen und Gefühle angeschaut und durchlebt hat, die man vorher versteckt hatte. Man hatte es verpackt, verwickelt, eingewickelt und weggelegt. Bis man es wieder hervorgeholt und sich angeschaut hat. In der Regel wurde es hervorgeholt durch Trigger, die uns durch unsere Umwelt erreicht haben. Sich anzuschauen, was einen an der Umwelt stört (triggert), ist (Persönlichkeits-) Entwicklung.
Würdige, wie sehr du dich schon entwickelt hast, wenn du auf dein Leben zurückschaust. Wie viele Themen du schon erlöst, integriert und damit abgehakt hast. Was bereits alles kein Problem mehr für dich ist, in der Vergangenheit aber ein großes Thema für dich war. Versuche auch, dir anzuschauen, wo du dich noch so eingewickelt - im Sinne von - verwickelt hast, dass es Zeit wird, dich dort herauszulösen. Manche Knoten wollen angeschaut werden. Und lerne, dein Leben zu leben, ohne dich weiter in die Dramen der Welt zu verwickeln, indem du sicher auf deinem Platz stehen lernst.

Meditation

Eigentlich könntest du dich jetzt schon entspannt zurücklehnen. Es hat etwas von Größe, wenn man bereit ist, seine Schwächen anzuschauen und an ihnen zu wachsen.

Du hast das getan. Schon oft.
Und oft war es nicht einfach, im Gegenteil.
Es war sehr schmerzhaft für dich, dich selbst im Spiegel anzuschauen und zu sehen, wie viele Verletzungen du dir und anderen zugefügt hast.
Um Vergebung hast du gebeten.
Das schwierigste war, dir selbst zu vergeben.
Du erinnerst dich an jeden einzelnen Moment. Ein klein wenig durchlebst du diese Momente auch jetzt, wo du dich so intensiv in sie hineinfühlst. Aber es ist nicht mehr schmerzhaft.

Du bist dankbar dafür, dass du den Mut hattest, für deinen Frieden mit der Welt selbst einzustehen. Nicht mehr von anderen Menschen zu erwarten, dass sie dich glücklich machen.
Verbissen festgehalten hast du oft an solchen Erwartungen. Und geholfen hat es nicht, du hast dich dadurch nur noch mehr verwickelt in einen Widerstand, der dir immer wieder den Spiegel vorgehalten hat.
Dieser Spiegel hat dann mit dir gesprochen.
„Lass los," hat er gesagt, und „Beschäftige dich erst einmal mit dir, dann hast du genug zu tun".

Irgendwann hast du dann damit begonnen, dich mit dir zu beschäftigen.
Manchmal hast du dir auch jemanden an deine Seite geholt, der dir ehrliches Feedback gab.
Auch das war gut.

Du atmest durch und entspannst dich weiter.
Man darf sich auch mal selbst loben und auf die Schulter klopfen, denkst du. So viel hast du schon geschafft. Du könntest sagen, dass du dich viel runder mit dir fühlst.
Aber du bist auch demütig, denn du weißt, dass es noch Einiges zu tun gibt, denn sonst wärst du in jedem Moment glücklich und immer im Frieden mit dem, was ist.

Wieder atmest du durch.
Persönlichkeitsentwicklung ist anstrengend, aber es lohnt sich und du freust dich auf alles, was noch kommen mag. Du wirst es

daran erkennen, dass deine Umwelt dir den Spiegel vor die Nase hält.
Ein Lächeln zieht über deine Mundwinkel. Du entwickelst dich gerne.
(Pause)

Spüre nach und bleibe bei dir, solange du es brauchst.

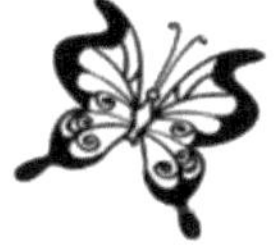

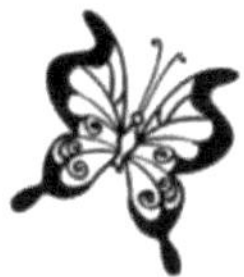

Zeitlosigkeit

Wie wäre es, wenn du alles, woran du dein Glück hängst, loslässt?
Wie wäre es, wenn du dir vorstellen könntest, dass der wesentliche Teil von dir ewig ist?
Wie wäre es, wenn es jenseits dieser Welt der Zeit eine Welt der Zeitlosigkeit gäbe?

Wir leben in einer Welt, in der alle Dinge enden, so steht es im Kurs in Wundern. Eine dauerhafte Liebe gibt es hier nicht. Immer wieder müssen wir Abschied von lieb Gewordenem nehmen. Das bringt zwangsläufig Leid mit sich. Wir leiden, wenn wir uns verabschieden müssen, wenn wir Misserfolge haben, wenn eine Partnerschaft zu Ende geht, wenn jemand stirbt. Aber wir sehnen uns so sehr nach etwas, das immer bei uns ist, was uns ewig Glück, Gesundheit, Liebe, Wertigkeit gibt. Diese Sehnsucht lässt uns, wenn wir wollen, hinter alle Erscheinungen schauen und etwas entdecken, das ewig ist. Es ist außerhalb der Zeit, zeitlos.

Meditation

Schließe deine Augen für einen Augenblick und versuche, diese deine Welt für eine Weile zu verlassen. Und du weißt ja, dass du keine Angst zu haben brauchst, denn du sitzt ganz sicher auf deinem Stuhl oder liegst ganz gemütlich auf einer Matte oder auf deinem Sofa.
Nur für diesen kleinen Augenblick entscheidest du dich, die Welt außen vor und dich nicht ablenken zu lassen von Reizen, die diese Welt zu bieten hat. Du weißt, dass sie dir bisher kein dauerhaftes Glück gebracht hat.
Glück war immer von kurzer Dauer.

Und auch, wenn du jetzt denkst, dass du es trotzdem magst, dieses irdische Glück, entscheidest du dich, deine Augen weiter

geschlossen zu halten und einfach deinem Atemrhythmus zu lauschen.
Vielleicht hörst du auch deinen Herzschlag.
Diese inneren Töne sind es, die beruhigend auf dich wirken. Sie tragen dich in eine andere Welt.

Spüre in Ruhe, ob du sie finden kannst.
Es ist eine Welt hinter der Welt, die du zu kennen glaubst.

Atme dich hinein in diese Welt des Friedens, auch wenn du noch nicht weißt, wann du dort ankommen wirst. Das ist nicht schlimm. Denn jetzt stellst du bereits fest, dass es schön und unendlich beruhigend ist, einfach die Augen zu schließen und auf den eigenen Atem und den Herzschlag zu hören.

Und wenn du ganz ehrlich bist, dann stellst du sogar fest, dass es erleichternd ist, mal alles loszulassen, was zu dieser Welt der Zeit gehört. Mal einmal und für einen kleinen Augenblick nichts tun zu müssen, keinen Termin zu haben, keine Pflichten zu erfüllen, keinen Auftrag zu haben.
Du lauschst nur deinem Ein- und dem Ausatmen.
Es ist wie ein Meeresrauschen in dir, wie Wellen, die sich dem Ufer nähern, dort ausrollen, und sich dann langsam wieder zurückziehen, bis sie in ihrem ganz eigenen Tempo wieder an das Ufer zurückkommen.
Ein und Aus, ein Kommen und ein Gehen.
So viel Ruhe und Beständigkeit in dir.
Und wenn du magst, lasse dich weiter hineintreiben in dieses Meeresrauschen. Es kann dir ein Gefühl geben von etwas, das immer bleibt, auch wenn du selbst im Konzept der Zeit verortet bist. Es kann dir sogar eine Ahnung von deiner Essenz geben, von dem, was du bist, ganz außerhalb der Zeit.
Denn die Zeit hält inne, wenn die Ewigkeit kommt.

Bleibe in dieser meditativen Stimmung so lange, wie du sie halten kannst. Vielleicht versuchst du sogar, in deinem Alltag die Meditation als Mittel zu etablieren, um aus der Zeit herauszutreten.
Nimm dir die Zeit, die du brauchst.

Alleinsein

Wie oft bist du mit dir allein? (ohne Handy, Freunde, Filme, Arbeit)
Hast du dich schon mal mit allem und jedem verbunden/eins gefühlt?
Meditierst du? Wenn ja, wie oft? Und mit welchem Ergebnis?

Alleinsein beinhaltet das Höchste, was wir hier auf der Erde erreichen können. All-eins-sein. Es ist ein „eins fühlen“ mit allem, was ist. Oft glauben wir, dass nur Erleuchtete dieses Ziel erreicht haben oder erreichen können, und manchmal schreckt es uns auch ab, vielleicht weil wir denken, dass wir dann über den Dingen schweben, die auf der Erde doch ganz schön sind. Allerdings könnten wir beides verbinden. Die Vereinigung mit dem Göttlichen und das Eins Sein mit allem Materiellen hier auf der Erde.
Wenn du dich eins fühlst, dann erkennst du den göttlichen Kern in allem, was ist. Dann siehst du überall nur das eine in Allem. Dann weißt du, dass alles den gleichen Ursprung hat, und in diesem Ursprung sind wir alle verbunden, weil wir eins waren bzw. sind.
Im Alleinsein können wir uns gut dieser Wahrheit nähern. Und wenn du magst, entscheidest du dich bewusst dafür, jetzt oder in nächster Zeit öfter mal allein zu sein. Vielleicht erkennst du dabei eine Lösung für dein Thema.

Meditation

Wenn du dich jetzt für eine Meditation entschlossen hast, bist du im Grunde schon allein.
Alleine mit dir.
Und ganz ehrlich, es ist doch schön, oder?
Ansonsten würdest du dich nicht dafür entscheiden.

Du weißt, dass es dir guttut, mit dir alleine zu sein. Denn nur dann kannst du ganz bei dir ankommen, und in der Regel fühlst du dich danach viel friedlicher, auch kraftvoller, oder?
Spüre nach, was sich jetzt in dir regt.

Einfach nur wahrnehmen.

Und ja sagen zu dem, was ist.
Du kannst das.
Lasse alles zu, was sich jetzt in dir an Gefühlen zeigt. Nimm dir die Zeit, nur darum geht es.

Das macht allein sein aus, ein Sein im Alleinsein.

Je weniger Trubel im Außen ist, desto leichter fällt es uns, gerade am Anfang, wenn man sich noch schnell ablenken lässt. Und gerade deswegen solltest du dich bewusst zurückziehen immer dann, wenn du dich ordnen möchtest, Wenn du vielleicht bei einer Angelegenheit um Lösung ringst, vielleicht auch eine Entscheidung herbeiführen möchtest. Dann nimmst du dir so wie jetzt einfach eine Auszeit und bist allein, allein mit dir.
Und in diesem Alleinsein offenbart sich dir eine Sichtweise, die du vorher nicht gesehen hast.

Schau genau hin, sie ist schon bei dir, und wenn du sie noch nicht sehen kannst, dann ist sie als Gefühl längst angekommen. Du musst nur weiter still sein und bei dir bleiben. Auch, wenn du allein bist.
...

Geborgenheit

Was gibt dir Geborgenheit?
Wo suchst du Geborgenheit?
Was birgst du in dir?

Wir alle sehnen uns nach Geborgenheit. Wir verbinden damit ein beschützt sein, einmal alles loslassen und für nichts verantwortlich zu sein, aber auch so etwas wie ein Nest, in dem alles ist, was wir brauchen. Wie das Behütetsein bei einer Mutter.
Wir erkennen Geborgenheit als Gefühl, versuchen aber, sie an bestimmten Kriterien festzumachen. Und immer wieder versuchen wir, Geborgenheit herzustellen, manchmal vergeblich. Vielleicht liegt es daran, dass wir bisweilen vergessen, selbst für Geborgenheit zu sorgen, und nur darauf warten, sie von anderen zu bekommen. Du selbst hast alles in dir, um dich geborgen zu fühlen. Und du kannst anderen Menschen Geborgenheit anbieten. Richte dich darauf aus.

Meditation

Eine undefinierbare Sehnsucht treibt dich dazu, jetzt mit dir selbst in Verbindung zu treten. Lange genug hast du versucht, es von anderen zu erhalten. Das, wonach es dich schon so lange sehnt.
Der einzige Weg, der bleibt, ist, etwas zu tun, was du noch nie probiert hast.
Einfach das Gegenteil all dessen, was du schon getan hast.
Und das ist, deine Augen zu schließen und dich auf die Suche zu machen, einen Ort in dir zu finden, von dem du noch nicht weißt, wo er genau ist und wie er aussieht.
Die Ahnung eines Gefühls hast du schon, aber es ist mehr die Sehnsucht, die dich zieht.
Es sehnt dich nach der Liebe, an die du dich nur noch vage erinnern kannst. Eine Liebe, die nicht fragt, die nicht beschämt, die dich nicht schuldig fühlen lässt, eine Liebe, die dir einfach nur

das gibt, was du brauchst. Die Gewissheit, dass du so, wie du bist, in Ordnung bist.
Die Gewissheit, dass du getragen wirst, wenn du keine Kraft mehr hast, dass du getröstet wirst, wenn du traurig bist, dass du dich in wiegende Arme sinken lassen kannst, wenn du Schutz brauchst.
Je mehr du darüber nachdenkst, desto stärker wird dieses Gefühl, wie es wäre, wenn....

Und ein klein wenig hast du den Eindruck, als wenn du diesem geliebten Zustand schon ein Stückchen näher gerückt bist.
Einfach nur, weil du dich dort hineingeträumt hast.

Dieser Gedanke lässt dein Herz schneller schlagen, es scheint fast, als wenn du auf der richtigen Spur wärst.
Du träumst weiter.
Du weißt, wie es sich anfühlt, wenn du ankommst.
Denn dort ist nichts als Frieden.
Dort ist so etwas wie eine große Mutter mit einer liebevollen Energie, die dich einhüllt, umhüllt, und für einen Moment wie in einen Umhang versinken lässt.
Alle Fehler sind vergessen, alle Schuld vergeben, so, als wenn sie nie gewesen wären.
Kein Mangel, kein unerfüllter Wunsch.
Reine Liebe eben.

Du atmest tief ein und seufzt bei der Ausatmung. Für einen klitzekleinen Moment warst du in dieser Geborgenheit angekommen, die nur eine große Mutter geben kann. Und dabei hast du alles nur geträumt, du hast dich hineingeträumt in einen Zustand, in dem du wie ein Kind in liebevollen Armen gehalten wirst.
Geborgenheit ist spürbar. Nur durch die Kraft deiner Vorstellung.

Versuche, dieses Gefühl zu halten, so lange, wie es dir möglich ist.

Erinnere dich daran, so oft es geht.

Glück

Stellt sich Glück von selbst ein oder kann man Glück beeinflussen?
Wie glücklich bist du in diesem Moment (auf einer Skala von 1-10)?
Von wem oder was machst du dein Glücksempfinden abhängig?

Die Glücksforschung hat herausgestellt, dass das Wohlbefinden vor allem von den Lebensumständen in fünf zentralen Bereichen abhängt. Dazu gehören eine gute Partnerschaft, Freundschaften und soziales Engagement, der Lebensstil, Religiosität und das Verhältnis von Arbeit und Freizeit. Hier findest du einige Ansatzpunkte, um zu überprüfen, ob und inwieweit diese Bereiche in deinem Leben vertreten sind oder ob du vielleicht das ein oder andere mehr in den Blick nehmen darfst. Glücklich macht zum Beispiel nicht, wenn du nur materiellen Zielen oder wirtschaftlichen Erfolgen hinterherjagst. Glück kann aber entstehen, wenn du anderen Menschen hilfst oder sie ermutigst, wenn sie mutlos sind. Glücklich macht auch, mal ganz uneigennützig zu sein, und glücklich macht, sich im „Lieben was ist“ zu üben.
Aber unabhängig von der Definition von Glück bedarf es deiner Entscheidung, ob du glücklich sein willst oder nicht.

Meditation

Du lässt dich ein auf eine kleine Weile von Entspannungszeit. Immer wieder machst du die Erfahrung, dass es guttut, sich einfach einmal zurückzunehmen und loszulassen. Denn bei diesem Loslassen kannst du gleichzeitig sortieren, reflektieren und alles, was wichtig scheint, integrieren.
Fast geschieht es von selbst, dieses Integrieren, weil du dich einlässt auf dich selbst, deine Augen für den Moment nach außen schließt und nach innen schaust.

Und du erinnerst dich an eine Erfahrung, die dich immer noch dankbar werden lässt.

Wie oft hast du dir gewünscht, dass du in einem Haus leben könntest, dass zu allen Richtungen Fenster hat. Damit du hinausschauen kannst, wann auch immer du am Tag zuhause bist. Besonders die Morgensonne liebst du und deswegen warst du immer ein wenig wehmütig, dass dein Haus ein Reihenhaus ist und nach Osten keine Fenster hat. Zwar hat die Sonne auch morgens hereingeschienen, aber es war eben keine Öffnung nach Osten da. Immer bist du mit dem Gefühl die Treppe hinauf- und hinabgestiegen, dass du genau zu dieser Seite so gerne Fenster gehabt hättest.
So hast du Bilder an dieser Ostseite aufgehängt, die dir den Eindruck vermittelt haben, dass dort die Sonne aufgeht. Große Bilder mit Sonnenstrahlen und mit Bäumen, die vom Licht der Sonne angestrahlt werden.
Aber es war nicht das Gleiche. Immer wieder warst du im Gefühl des Mangels, weil genau dieses Etwas dir zu fehlen schien.
Und dass du nicht zufrieden mit dem warst, was dein Haus dir zu bieten hatte, damit warst du auch nicht im Einklang. Es störte dich, dass du immer und immer wieder etwas zu verbessern hattest.

Bis zu diesem Tag.

Es war gegen Abend, als du die Treppe in deinem Haus hinuntergingst und dir ganz besonders auffiel, wie hell es im Treppenhaus war. Den ganzen Tag über war es bedeckt und die Sonne hat es nicht geschafft, sich über einen längeren Zeitraum gegen die Wolken zu behaupten. Aber in diesem Moment hatte sie gesiegt. Ihre ganze Kraft legte sie in ihr Strahlen. Und so schien es auch in dein Haus hinein.
Alles war voller Sonne.
Alles war hell.
Alles schien in warmes Licht getaucht.
Fast geblendet warst du von dieser scheinenden Wärme.
So wunderschön sah alles aus, ganz egal, wo du deinen Blick hingewendet hast. Und als du aus dem Fenster nach Westen geschaut hast, strahlte dir die Abendsonne entgegen.

All dies hättest du nicht geschenkt bekommen, wenn dein Haus nicht genau so ausgerichtet wäre, wie es ist.
All dies hast du als weniger wert angesehen als das, was du scheinbar haben wolltest.
So lange hat es gedauert, bis es dir klar wurde.
So lange hat es gedauert, bis du endlich erkannt hast, dass alles seine Ordnung hat.
So lange hat es gedauert, dass du dankbar bist für das, was ist.

Glücklich schaust du auf die Sonnenstrahlen der Abendsonne in deinem Haus. Es könnte nicht schöner sein.
....

Vertrauen

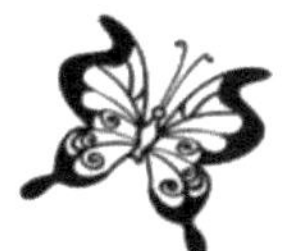

Traust du dir?
Vertraust du anderen?
Was traust du dich?
Was bedeutet Trauung für dich?

Wenn man sich traut, dann ist man bereit für Verbindlichkeit. Man will zu seinem Wort stehen. Und man meint es ernst. Deswegen traut man sich. Und man traut sich, weil man Vertrauen hat in sich, das Leben und in andere Menschen. Man ist der festen Überzeugung, dass es richtig ist und dass das Leben es gut mit einem meint.
Geprüft wird dieses Vertrauen, wenn es mal nicht so gut läuft, wie wir uns das vielleicht gedacht haben. Wenn eine Ehe trotz Trauung scheitert, wenn ein Projekt, das man sich zugetraut hat, nicht erfolgreich endet, wenn wir verraten oder belogen werden, wenn wir etwas verlieren, was uns wichtig war. Manchmal haben wir danach weniger Vertrauen in andere oder ins Leben selbst. Aber was hat das für Konsequenzen?
Wenn wir ganz ehrlich sind, dann könnten wir sagen, dass es ein kleiner Tod ist. Ein Teil von uns stirbt, er lebt nicht mehr. Zu diesen kleinen Toden kommen immer mehr, wenn wir nicht lernen, das Vertrauen ins Leben, in uns, in andere Menschen, zu Gott oder der Schöpfung zu bewahren und uns immer wieder daran zu erinnern.

Meditation

Du kommst zur Ruhe. Jetzt und einfach so. Du schließt deine Augen, auch wenn es nur innerlich ist, und du bist dankbar, dass du gar nichts mehr tun, auch für nichts mehr verantwortlich sein musst.
Wie schön es ist, einfach mal die Seele baumeln zu lassen. Ja vielleicht sogar, ihr nach langer Zeit mal wieder so richtig nah zu sein.

Wie lange ist es her, dass du Verbindung zu deiner Seele hergestellt hast, magst du dich fragen.
Eine weitere Frage könnte sein, ob du diese Anbindung überhaupt herstellen musst.
Bist du deiner Seele nicht immer nah?

Vielleicht meldet sich in diesem Moment eine Stimme, die dir ein schlechtes Gewissen einreden möchte. „Deine Seele“, sagt sie, „wann hast du die denn das letzte Mal beachtet?“.
Im Grunde ist es ein guter Hinweis, denkst du, denn du weißt selbst, dass du viel öfter in dich hineintauchen und deine Seele um Rat fragen könntest.
Aber immer wieder lässt du dich ablenken von all den irdischen Anforderungen, so dass es zuweilen ganz komisch anmuten würde, erst einmal Bezug zu seiner Seele herzustellen.

Aber warum eigentlich?
Wie oft hätte dieser Rat dir gutgetan!

Wie so viele Menschen setzt du Vertrauen in deinen Verstand, in Studien, die Wissenschaftler verkündet haben, in Analysen, die Nachrichtensender übermitteln. Weitergeholfen haben sie in der Regel nicht. Und wenn du ganz ehrlich bist, waren sie das Vertrauen, das du in diese Informationen gelegt hast, oft nicht wert. Im Nachhinein hast du festgestellt, dass du dich in die Irre hast führen lassen. Und zum Schluss hattest du kaum noch Vertrauen, weder in dich noch in andere.
Gut, dass dir das jetzt so deutlich vor Augen geführt wird.
Und umso mehr freust du dich, noch ein wenig tiefer in dich hinein zu spüren und deiner Seele zu signalisieren, dass du jetzt bereit bist, ihr dein ganzes Vertrauen zu schenken.
Ja, du willst dich führen lassen, auch wenn du noch nicht weißt, wohin genau deine Seele dich führen wird.
Du spürst das Vertrauen, das du haben darfst.
Und du weißt, wie es entstanden ist.
Du hast dich bereit erklärt, dein Vertrauen dir selbst zu schenken. Auf dich ist immer Verlass!

Spüre nach.

Schwindel

Wo drehst du dich immer wieder um dich selbst?
Wer oder was lässt dich schwindelig werden?
Wie oft schwindelst du am Tag?

Schwindel kann man mit Lügen assoziieren oder auch mit körperlichem Schwindelgefühl. Vielleicht hängt beides sogar zusammen. Denn es kann doch sein, dass dir schwindelig wird, wenn du dir über lange Zeit etwas vorgeschwindelt hast. Wenn es schon lange nötig war, dass du dir zum Beispiel mehr Ruhe gönnst und nicht mehr länger durch den Alltag hetzt. Es kann auch sein, dass du dazu neigst, zu grübeln und immer wieder in gleichen gedanklichen (Teufels) Kreisen festhängst. Vielleicht wird es Zeit, eine Auszeit zu nehmen, und sich nicht mehr länger etwas vorzugaukeln. Aber eine Frage sei noch gestellt: wieviel schwindelerregende Höhen erlaubst du dir in deinem Leben? Und sind die Tiefen des Lebens für dich genauso erregend wie die Höhen?

Meditation

Vielleicht ist dir bereits klar geworden, dass dein Leben aus Hektik und vielen Terminen besteht. Dein innerer Antreiber spielt eine Hauptrolle in deinem Leben.
Aber eigentlich möchte er dir etwas sagen. Er wünscht sich, gehört zu werden. Nur, dass du bisher nicht zugehört hast. Vielleicht wusstest du auch nicht, wie du seine Botschaften entschlüsseln kannst.

Und so entschließt du dich, mit deinem inneren Antreiber in Kontakt zu treten und Verbindung aufzunehmen. Hier liest du deinen Brief an ihn:

Wer bist du genau?
Ich kenne dich als jemanden, der mich antreibt, immer mehr zu tun und immer schneller zu sein.

Du bist derjenige, der dafür sorgt, dass ich immer drei Schritte weiter bin, dass ich nie im Moment bin und nur eine Aufgabe erledige, sondern der mich regelmäßig an die anderen Aufgaben denken lässt, die warten.
Du bist derjenige, der mich schneller in die Pedale treten lässt, der mich manchmal bei gelb-rot über die Ampel fahren lässt, und du bist derjenige, der mich nachts wach macht und an die Aufgaben des kommenden Tages denken lässt.
Ich spüre Hektik in mir, wenn ich dich beschreibe.
Du bist Hektik.
Aber in diesem Brief möchte ich versuchen, das Positive in dir zu sehen, ja sogar das Gute herauszustellen. Ich möchte dir zeigen, dass ich verstanden habe, was du mir sagen wolltest, als du mich in diese Hektik und Getriebenheit geführt hast.
Natürlich weiß ich, dass es nicht wirklich gesund ist, durch den Tag, die Woche, die Monate, die Jahre, das Leben zu hetzen.
Und mir wird zudem klar, wieviel Kraft es kostet, so viel schaffen und erledigen zu wollen. Dabei bemerke ich oft nicht, wie erschöpft ich bin, wie wenig glücklich und zufrieden.
Das Schlimme ist: Zufriedenheit über erreichte Ziele währt nur kurz, denn andere Ziele müssen erreicht werden.
Ich stehe wieder auf, anstatt einfach sitzen zu bleiben und zu spüren. Vielleicht auch für einen klitzekleinen Moment zu genießen.
Was ist eigentlich Genuss?

Was passiert, wenn ich einfach nur dasitze und nichts tue?

Ein unangenehmes Gefühl steigt in mir hoch.
Bist du das?
Zeigst du dich jetzt in einer anderen Art?

Ich glaube, ich verstehe.
Schon längst hätte ich innehalten sollen, etwas anderes tun sollen.
Schon längst hätte ich genau das Gegenteil machen sollen von dem, was mir so wichtig schien. Aber mit Ruhe und Nichtstun war ich nicht vertraut, es war unangenehm für mich, nichts zu tun. Ich habe gedacht, dass es daran liegt, dass ich keine Ergebnisse vorweisen kann, wenn ich nichts schaffe.

Jetzt bemerke ich, dass *ich* mir unangenehm bin. Ich kenne mich gar nicht, denn mit mir habe ich mich nie beschäftigt.

Wer bin ich, wenn alle Aufgaben wegfallen?

Was bleibt dann noch?

Es ist nicht angenehm, darüber nachzudenken, weil ich in mir so schnell nichts finden kann.

Und auch nach einer längeren Weile ist immer noch nichts zu finden, da ist nur Leere.
Die Leere fühlt sich unangenehm an.
Aber ich bemerke, dass mein Herz ruhiger wird, ich plötzlich tiefer durchatmen kann, und dass ich immer noch lebe.
JA, ich lebe.

Habe ich vorher auch gelebt?
Oder nur an mir und dem Wesentlichen vorbei?

Ich spüre, wie wichtig für mich wird, mich mit diesen Fragen auseinanderzusetzen.
Ich spüre, welch ungeahnte Tiefe in der Leere nach mir ruft.
Ich spüre, dass in dieser Leere intensive Ruhe auf mich wartet.
Eigentlich habe ich mich immer danach gesehnt, so ruhig zu sein.
Dafür musste ich erst durch mein Leben rennen, bis ich erschöpft liegen bleibe, um dann zu bemerken, dass ich das, was ich suche, in mir trage.

Ich habe immer nur in die falsche Richtung geschaut.

Hast du mich deswegen so angetrieben, damit ich schneller erschöpft bin?
Damit ich schneller an mein wirkliches Ziel komme?

Wer bist du wirklich?

Wer auch immer du bist, ich weiß, dass du es gut mit mir meinst.
...

Selbstbewusstsein

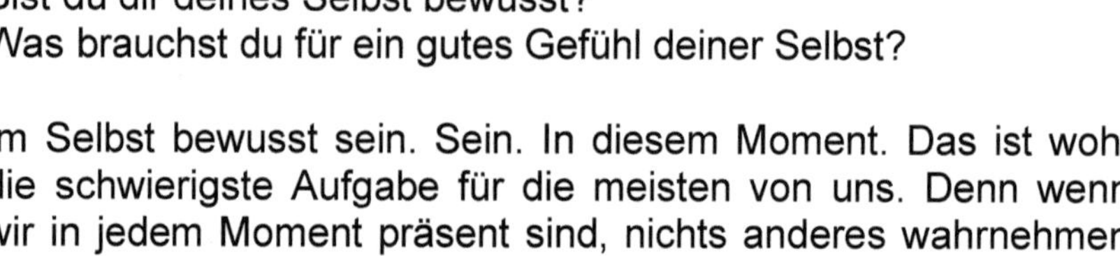

Wer bist du?
Bist du dir deines Selbst bewusst?
Was brauchst du für ein gutes Gefühl deiner Selbst?

Im Selbst bewusst sein. Sein. In diesem Moment. Das ist wohl die schwierigste Aufgabe für die meisten von uns. Denn wenn wir in jedem Moment präsent sind, nichts anderes wahrnehmen als das, was ist, wenn wir jedem Ereignis, jedem Gegenstand, jeder Pflanze, jeder Blume die Möglichkeit geben, uns zu erzählen, was es ist, dann sind wir dem Selbstbewusstsein nah.
Wir sind bereit zuzuhören. Und dann hören wir auch darauf, wer wir sind. Wir erkennen, was das Selbst *uns* von uns selbst zu berichten weiß.
Was denkst du, wer du bist?
Woran hängst du dein Selbstbewusstsein?
Wenn du oft Gefühle von Verletzlichkeit hast, Angst vor Versagen oder Scham, dich verlegen oder schuldbewusst fühlst, kennst du dein Selbst noch nicht. Im Grunde bist zu verwirrt, weil du Illusionen nachhängst. Illusionen von Unvollkommen- oder Fehlerhaftigkeit.
Wir sind auf dieser Erde, um uns wiederzufinden und zu entdecken, was uns im tiefsten Kern ausmacht, also die vollkommene Quelle der Schöpfung in uns selbst zu sehen. Man könnte es auch so formulieren: wir sind hier, um unser Selbst wiederzuentdecken, im Selbstbewusstsein.

Meditation

Mache dich bereit, dich ganz auf dich selbst zu konzentrieren. Dafür kannst du die Augen nach außen schließen und sanft nach innen öffnen. Du schaust dann einfach auf das, was sich dir in dir selbst zeigt. Und das beobachtest du.
Du kannst auch deinen Atem zur Hilfe nehmen.

Zunächst atmest du tief ein, so dass deine Bauchdecke sich hebt, dann der Brustkorb, bis du das Gefühl hast, dass deine Schlüsselbeine sich deinen Ohren genähert haben, und dann atmest du langsam alles wieder hinaus, bis zu dem Zeitpunkt, wo du vielleicht deinen Bauchnabel leicht nach innen ziehen kannst, damit der Rest an verbrauchter Luft aus deinen Lungen herausgedrückt werden kann.
Spüre, wie schön es sich anfühlen kann, wenn du für eine klitzekleine Weile ganz leer warst und dich danach wieder bewusst füllst.
Die Luft, die du einatmest, nährt nicht nur deinen physischen Körper, sondern dein ganzes System. Und vielleicht hast du bemerkt, dass du durch die Konzentration auf deinen Atem nichts anderes registriert oder gefühlt hast.

Der Atem hat dich geführt und dabei hast du dich führen lassen.

Ein Stück weit hast du etwas beobachtet, was nicht nur in dir pulsiert. Es pulsiert überall. In jedem Menschen, in jedem lebenden Organismus.

Atme weiter bewusst ein und aus und stelle dir vor, dass in dir wie in einem Meer die Wellen an das Ufer strömen und sich dann wieder zurückziehen.
Du hörst das Rauschen der Wellen wie einen Ozean in dir.
Du spürst ihn, du hörst ihn, während du ein- und ausatmest.
Du bist ganz bei dir, auch wenn sich vielleicht der ein oder andere Gedanke vorbeischleicht. Du darfst ihn ruhig registrieren, aber folge ihm nicht, stelle dir eher vor, dass er wie ein Boot ist, das weit entfernt am Horizont vorbeischwimmt. Du registrierst es, schaust es für eine kleine Weile an, und dann verabschiedet es sich wie von selbst.
Und schon bist du wieder ganz bei dir und deinem inneren Meeresrauschen. Du wirst dir deiner Selbst immer mehr bewusst, während du deine inneren Wellen beobachtest.
Und vielleicht stellst du fest, wieviel friedlicher du bereits geworden bist, einfach nur deswegen, weil du dich auf deinen Atem konzentrierst.
Erlaube dir, dies weiter zu tun. Einfach nur atmen und die Atemwellen beobachten.

Und während du immer friedlicher wirst und dich tiefer in deine Entspanntheit hineinatmest, wirst du dir deiner Selbst noch mehr bewusst.
Vielleicht nimmst du dein Selbst in deiner ganz eigenen Form von Frieden wahr, vielleicht bemerkst du, dass alles, was eben noch wichtig für dich war, ein klein wenig an Bedeutung verloren hat. Vielleicht hast du aber auch den Eindruck, dass es etwas in dir gibt, das dich trägt, wie das Boot, das auf den Wellen des Meeres schwimmt, vom großen Ozean getragen wird.

Nimm dir in den folgenden Minuten Zeit, dir und deinem Selbst noch mehr auf die Spur zu kommen.

Spüre im Anschluss nach.

Gerechtigkeit

Wenn du voller Liebe wärst, wäre dann alles gerecht?
Wie gerne bist du Richter, der über andere urteilt?
Bist du dir deines Urteilens immer bewusst?
Wie verhältst du dich, wenn deine Ansicht von Gerechtigkeit mit der Ansicht Anderer nicht übereinstimmt?

Gerechtigkeit ist eine Form von Ausgleich. Etwas bedarf der Ausgleichung, weil sonst die Waagschale eine Schieflage bekommt. Aber wer beurteilt die Waage? Dass wir alle unterschiedlich urteilen, erkennen wir daran, dass Menschen unzufrieden sind und Vieles als ungerecht empfinden. Aber jeder braucht etwas anderes, damit er für sich Gerechtigkeit wahrnimmt. Weltkriege sind durch subjektives Ungerechtigkeitsempfinden entstanden. Es fehlt also ein Maßstab, der für alle gleich ist. Diesen Maßstab haben wir noch nicht gefunden, denn sonst wären wir alle zufrieden. Aber was gibt uns ein Gefühl von Gerechtigkeit? Sind wir überhaupt in der Lage, Gerechtigkeit zu beurteilen?
Voraussetzung dafür wäre, dass unsere Wahrnehmung unverzerrt durch Subjektivität wäre, wir alle Tatsachen, Ursachen und Wirkungen für alle Zeit und jedermann erkennen könnten. Das ist illusionär. Wir müssen also demütig zurücktreten und uns eingestehen, dass Gerechtigkeit ein rein subjektives Empfinden ist und sich dieses Empfinden von Zeit zu Zeit und im Laufe der persönlichen Entwicklung verändern kann.

Meditation

Stelle dir vor, dass in diesem Moment alles um dich herum in Frieden ist und du dich in aller Ruhe für eine Weile zurückziehen kannst.
Um nichts musst du dich kümmern, denn es besteht kein Kümmernis. Alles ist in Ordnung.

Vielleicht magst du es nicht so recht glauben, wo du doch weißt, dass Vieles in deiner Welt nicht in Ordnung ist, aber du kannst dich entscheiden, dich jetzt daraus zurückzuziehen und in eine Welt hineinzuträumen, in der für dich alles stimmt.
Und träume mal ganz aktiv.
Du bist es, der sich diese Welt jetzt zurechtlegt, du darfst Aschenputtel sein, das mehr als drei Nüsse hat, mit denen es sich etwas wünschen darf.

Was brauchst du, damit du eine friedliche und gerechte Welt vorfindest?

Nimm dir Zeit, dich in diese deine gerechte Welt hineinzuträumen.
Und nimm wahr, wie leicht oder wie schwer es dir fällt, diese Welt in dir zu kreieren. Vielleicht empfindest du sogar ein Gefühl der Schwere, weil du gar nicht weißt, an welchen Kriterien du dich ausrichten sollst, wie genau du bemessen kannst, wann sich deine Welt als gerecht darstellt.
Nimm es einfach wahr.

Auch kann es sein, dass dir ganz viel einfällt, woran du sofort erkennen kannst, dass du deine Welt als gerecht empfindest.
Nimm das wahr und überprüfe danach deine Punkte und Kriterien mit folgenden Fragen:
Hattest du immer diese Maßstäbe?
Und wenn du 20 Jahre weiterdenken würdest: wären diese Kriterien immer noch gerecht für dich?
Und wenn du zurück an deine Kindheit denkst: kannst du dich an Urteile erinnern, die du nicht noch einmal treffen würdest?

Wie auch immer deine Antworten ausfallen, nimm wahr, welches Gefühl du jetzt greifen kannst. Und erlaube dir, genauso zu fühlen, wie du jetzt fühlst.
Vielleicht folgt deinem Gefühl auch ein vorsichtiger Gedanke, der lautet: in Zukunft möchte ich achtsamer urteilen, vielleicht sogar, jedes Urteil fallenlassen.

Spüre nach...

Achtsamkeit

Welcher Same möchte in dir aufgehen?
Benutzt du alle Sinne, die dir zur Verfügung stehen?
Gib acht auf diesen Moment! Er erzählt dir vielleicht etwas, was du bisher nicht wahrgenommen hast.

Wenn wir achtsam sind, dann sind wir besonders aufmerksam. Besonders aufmerksam zu sein bedeutet, so viel wie möglich wahrzunehmen, was all deine Sinne dir mitteilen. Zu hören, zu riechen, zu schmecken, zu fühlen, zu sehen. Wenn du möglichst viel von diesen Informationen wahrnimmst, bist du ganz im Moment angekommen. Dieser Moment kann dir dann noch mehr erzählen, als die Sinne dir vermitteln. Übe dich in Achtsamkeit und vielleicht erkennst du dann, welcher Auftrag, welche Aufgabe für dich in diesem Moment enthalten ist.

Meditation

Setze dich bequem hin und bereite dich vor auf eine kleine Reise zu dir selbst. Du schließt dafür deine äußeren Augen in einem Tempo, das dir entspricht, und du beginnst dann nach und nach, dich auf deinen Atem zu konzentrieren. Du musst ihn gar nicht verändern, du beobachtest ihn einfach nur. Und gleichzeitig beginnst du zu spüren, wie die frische Atemluft durch die Nase ihren Weg in deine Lungen findet, dabei den Brustkorb hebt und senkt und ganz viel Frische in dein Körpersystem bringt. Es scheint fast, als wenn ein Raum in dir nur dafür vorgesehen ist, diese Frische aufzunehmen und zu verteilen.
Du musst dich gar nicht anstrengen, es geschieht einfach.
Es atmet dich.
Und alles, was dein Körpersystem nicht mehr braucht, alles Alte, Verbrauchte, Aussortierte, wird einfach über deinen Ausatemstrom hinausgeleitet.

Vielleicht erreicht dich eine Welle von Dankbarkeit, weil dir erst jetzt so richtig deutlich wird, welch großes Geschenk es ist, mit so viel frischer Atemluft versorgt zu werden, ja überhaupt versorgt zu sein. Du musst nichts tun.

Sei nur achtsam.

Und vielleicht kannst du jetzt ganz leise deinen Herzschlag hören, und du spürst, wie er in seinem eigenen Ton in deinem Brustraum pulsiert.

Wie verbunden fühlst du dich mit deinem Herzen?

Höre, wie es in dir schlägt, Takt für Takt. Vielleicht hat es sogar etwas zu berichten, was du mit deinen nach innen gerichteten Ohren hören kannst.
Nimm dir Zeit, wahrzunehmen.

Und dann lass deine innere Wahrnehmung noch einmal achtsamer werden und versuche zu erspüren, wo deine Körpergrenzen aufhören und der Raum beginnt.
Nur fühlen! Die Augen bleiben geschlossen.

Kannst du wirklich wahrnehmen, wo dein physischer Körper endet?
Wahrscheinlich spürst du weiter das Pulsieren deines Herzschlages, der dein Zentrum ausmacht.
Aber wo endest du?
Kann es sein, dass in dir ein kleines Universum ist, das sich ausdehnt und dann wieder zusammenzieht?
Ein Universum, das pulsiert in einem Takt, der gegeben ist?
Ein Takt, der dem des kosmischen Universums gleicht, dem Takt aller Lebewesen, dem Takt des Lebens selbst?
Spüre es.

Spüre die Schöpfung, die sich dahinter verbirgt.
Vielleicht wird jetzt deine Dankbarkeit größer und sie verschmilzt mit deiner Achtsamkeit. Versuche, diese Gefühle auszudehnen und zu halten, solange es dir möglich ist.

Anmut und Demut

Was haben Anmut und Demut mit Mut zu tun?
Meisterst du mit Anmut dein Leben?
Wie reagierst du auf die zwei vorangehenden Fragen?

Demut kann als die höchste Form der Dankbarkeit bezeichnet werden, denn mit Demut akzeptiert man alles, was im Leben geschieht, und lebt sein Leben, so wie es sich vollzieht. Man vertraut auf Gott oder das Schicksal. Das heißt nicht, dass man passiv ist oder nur reagiert, sondern dass man auf seinem Weg durch sein Leben schreitet, wenn es möglich ist, Hindernisse umgeht, und wenn dies nicht möglich sein sollte, Hindernisse als Chance wahrnimmt, vielleicht sogar sie als notwendige Grenzsteine akzeptiert. Dankbarkeit für das Leben als Geschenk zieht sich durch dieses Lebensgefühl.
Spüre nach, was die Worte in dir auslösen. Vielleicht kannst du dir vorstellen, dass Demut und Anmut zusammengehören, weil jemand, der demütig ist, gleichzeitig etwas von einer inneren Größe ausstrahlt, die eine anmutige Person hat. Sie schreitet achtsam durch ihr Leben und ist sich jedes Handgriffs, jeder Äußerung und jeder Handlung bewusst. Eben weil sie anmutig ist.

Meditation

Schließe deine Augen und begib dich ganz achtsam auf eine innere Reise. Dafür stellst du dir vor, dass du mit Bedacht und sehr behutsam eine Treppe hinuntergehst, die vor deinem inneren Auge erscheint.
Du greifst mit einer Hand das Geländer, deine Füße berühren bewusst jede einzelne Stufe, und mit der Länge jedes einzelnen Atemzugs schreitest du diese Treppe hinunter.
Innerlich bist du aufgerichtet, du weißt um deine Größe, aber du musst sie nicht zur Schau stellen. Im Gegenteil, mit Liebe und Mitgefühl schaust du auf dich und die Welt, die dich umgibt. Du bist dir bewusst, dass nicht jeder es so gut hat wie du.

Und so wanderst du langsam, Stufe für Stufe, weiter hinab in deine innere Welt.
Bilder aus deiner Vergangenheit wollen in dein Bewusstsein treten, sie drängen sich förmlich auf. Aber du lässt dich nicht drängen, denn du möchtest jedem einzelnen Bild deine Aufmerksamkeit schenken.
Und so bist du auch ein wenig gespannt, welche Erinnerung sich dir als erstes offenbaren wird.

Ganz bewusst trittst du diese innere Reise in deine Vergangenheit an, weil hier der Schlüssel liegt. Eine Erklärung dafür, warum du heute bist, wie du bist.

Eine Welle von Dankbarkeit erreicht dich bereits jetzt. Du hast viel geschafft, viele Krisen erlebt, durchlebt, und du bist an ihnen gewachsen. Natürlich war es nicht immer einfach, aber jetzt, im Rückblick, bist du unendlich dankbar, dass du all das erlebt hast, was dich zu der Person gemacht hat, die du jetzt bist.

Und ohne einer einzigen Erinnerung gefolgt zu sein, richtest du dich innerlich noch ein wenig mehr auf.
Du bist stolz auf dich, dankbar, irgendwie milde und sanft mit dir.
Diese Kombination macht dein gesamtes Auftreten so anmutig, wie es jetzt ist.
Und mit dieser Anmut beginnst du, deine Bilder der Vergangenheit anzuschauen, so wie sie sich jetzt in dir zeigen....

Nimm dir deine Zeit und vielleicht wirkt es auch in der dann kommenden Zeit in dir nach.

(Pause)

Kehre erst dann in deinen Alltag zurück, wenn du dich bereit dafür fühlst. Schreite mit Anmut durch dein Leben.

Zielstrebigkeit

Wonach strebst du (im Leben, im jetzigen Moment)?
Kann es sein, dass du das Ziel schon erreicht hast, wenn du auf dem Weg dorthin bist?
Wie gut gelingt es dir, dich in der Strebsamkeit zu beobachten?

Viele von uns sind so erzogen worden, dass sie sich anstrengen müssen, um etwas zu erreichen, und wenn wir es dann geschafft haben, winkt schon das nächste Ziel vor der Nase. So werden wir irgendwie nie fertig.
Und doch genießen wir es, Ziele zu haben, sie anzustreben, denn ohne Ziele fühlen wir uns schnell orientierungslos.
Bei dieser gefühlten Gegensätzlichkeit gilt es, das jeweilige Ziel an sich unter die Lupe zu nehmen. Ist es wirklich so, dass der Schul- oder Universitätsabschluss, den du anstrebst, dich dorthin bringt, wo du hinwillst? Brauchst du wirklich diesen Partner, den du dir grad erwünschst, oder die Eigenschaften und Verhaltensweisen eines anderen, von denen du meinst, dass sie dir guttun? Das sind alles Ziele, zu denen wir streben. Dabei vergessen wir, *dass* wir streben. Konzentriere dich für einen Moment auf das Jetzt in dir. Sei zielstrebig im Finden von dem, was jetzt in dir ist.

Meditation

Setze oder lege dich für einen Moment hin, schließe deine Augen und atme tief ein. Halte dann den Atem für einige Sekunden, und atme danach alles wieder aus.
Wiederhole diese bewusste Atmung für einige Atemzüge.
Löse dich bei jeder Ausatmung von dem, was dich belastet, von aller Anspannung, von grübelnden Gedanken, von quälenden Gefühlen. Es kann sein, dass dir grad jetzt viel von diesen Dingen einfällt, weil du eingeladen wirst, dich davon zu lösen.
Das ist gut. Denn alles, was du dir bewusst anschaust, was du einlädst, das fühlt sich auch eingeladen und klingelt an deiner

Tür. Du machst auf, schaust deinen Gast an, vielleicht lässt du ihn für einen kurzen Moment hinein, und dann verabschiedest du ihn wieder.
Nimm dir Zeit dafür. Und genieße diese bewussten Handlungen.
Irgendwann werden deine Gedanken vielleicht abschweifen, vielleicht wirst du auf die Suche gehen nach weiteren belastenden Dingen in deinem Leben, und vielleicht fallen dir welche ein, vielleicht nicht.
Dann genieße die Leere, auch wenn sie kurz ist.
Vielleicht kommt dir auch ein Thema in den Sinn, weswegen du genau diese Seite aufgeschlagen hast. Stelle dir dann die Frage, welches Ziel du in dieser Angelegenheit hast?

Was möchtest du oder wolltest du erreichen?

Was tust du dafür, um dieses Ziel zu erreichen?

Werde dir deiner Antworten bewusst, ohne sie zu bewerten, ohne dich vielleicht auch zu verurteilen, weil du Einiges noch nicht geschafft hast.
Und dann beantworte folgende Frage:
Kannst du das, was du jetzt schon tust, genießen, unabhängig davon, ob du dein Ziel erreichst oder sicher sein kannst, es jemals zu erreichen?

Einfach das Streben dahin genießen, so als wenn das Streben dein Ziel wäre?

Spüre diesen Fragen nach in den folgenden Minuten. Spüre auch nach, ob sich ganz andere Wege gezeigt haben, einfach deswegen, weil du bereit bist, dich auf das Streben an sich auszurichten.

(Pause)

Lass dir Zeit, und kehre erst dann in deinen Alltag zurück, wenn du dich bereit dafür fühlst.
...

Gehorsam

Auf wen oder was hörst du?
Welcher Same geht auf, wenn du jetzt zuhörst?
Gehorchst du dir selbst?

Gehorsam wird oft negativ assoziiert. Wir gehorchen jemandem, weil er eine Autorität besitzt, die wir fürchten. Und weil wir negative Konsequenzen fürchten, tun wir das, was diese Autorität von uns verlangt, wir gehorchen. Auch, wenn es sicher viele Situationen gibt, in denen dieser Gehorsam stimmig und richtig ist, gibt es doch auch andere, in denen wir besser hinhorchen sollten. Denn wem gehorchen wir nicht, wenn wir nur anderen folgen? Es gibt eine innere Stimme, auf die wir hören sollten. Und zwar immer. Denn sie erzählt uns, was zu tun ist, was wichtig ist und beachtet werden will. So kannst du unterscheiden lernen, welchem Reiz, welcher Aufforderung du Folge leisten willst. Du registrierst alles, aber bist in der Lage, deiner inneren Stimme die Führung zu überlassen. Weil du auf sie hörst.

Meditation

Mache dich bereit für einen Spaziergang in dein inneres Selbst. Und dieses Selbst kennst du, es sieht aus wie ein Garten, den du selbst mit all deiner Liebe angelegt hast. In diesem Garten gibt es die unterschiedlichsten Blumen und Sträucher. Auch Vögel nisten gerne in den kleinen Bäumen, die du mit ganz viel Liebe ausgesucht und gepflanzt hast.
Du erinnerst dich daran, dass du einen Baum aus einem Kern heraus gezüchtet hast. Erst konntest du es kaum glauben, dass es funktioniert, aber als du den kleinen grünen Stängel gesehen hast, der sich durch die Erde gegraben hat, da wusstest du, dass es geklappt hat und aus dem einen Samen ein neuer Baum gewachsen ist.

Du hast ihn gehegt und gepflegt, und es war für dich eine besondere Freude zu beobachten, was aus etwas Klitzekleinem entstehen kann.
Ein kleiner Samen wurde zu einem immer größer wachsenden Baum. Er ist einer Idee gefolgt, die in seinem Inneren lag.
Ja, er brauchte deine Aufmerksamkeit, deine Liebe, deine Pflege, und du hast all das gerne gegeben.
Und wirst jetzt so reich dafür belohnt.
Immer wieder gehst du durch deinen Garten und schaust dich um, so wie jetzt.
Egal, wo du hinschaust, dein Garten macht dich glücklich.
Und du genießt dieses Gefühl.
Es ist besonders, weil du weißt, dass jede einzelne Pflanze in deinem Garten aus einer Idee entstanden ist. Ihr bist du gefolgt.
Du hattest ein Bild vor deinen Augen, und einige Zeit später wurde dieses Bild Wirklichkeit.
Du bist dir gefolgt, indem du umgesetzt hast, was sich in dir gezeigt hat.
Das möchtest du jetzt wieder tun. Deswegen bist du heute in deinen inneren Garten gegangen. Denn du weißt, dass du hier ganz nah bei dir bist und den besten Zugang zu dir selbst hast.
Hier findest du Wegweiser, Impulse, aber auch Kraft, um deinen Weg zu finden und zu gehen.
Heute möchtest du nachspüren, welcher Same sich in dir zeigt, weil genau dieser als nächstes aufgehen möchte.
Du freust dich auf ihn und lädst ihn ein, sich dir zu offenbaren.
Du breitest innerlich deine Arme für ihn aus, denn wie auch immer er aussehen mag, du liebst ihn schon jetzt.

Nimm dir die Zeit, die du brauchst, um auf das zu hören, was wichtig ist.

Spüre nach.

Barmherzigkeit

Wieviel Herz ist in jeder deiner Handlungen?
Erbarmst du dich deiner selbst?
Wieviel Herz schenkst du anderen Menschen?

Sei barmherzig mit dir! Vor allem immer dann, wenn du dich selbst nicht magst. Wie oft verurteilen wir uns für unsere vermeintlichen Fehler oder Unvollkommenheiten. Und fühlen uns in der Folge noch schlechter als zuvor. Gehe milder mit dir um. Und wenn dir das schwerfällt, beginne bei anderen. Mache dir eine (gedankliche) Liste von Menschen, die du in der letzten Zeit schlecht behandelt oder die du verurteilt hast. Überlege im Anschluss, wie du mit diesen Menschen barmherziger umgehen kannst. Gebe dann deine Herzensliebe an diese Menschen weiter. Spüre nach, ob Gleiches bei dir und für dich selbst gelingen kann.

Meditation

Entscheide dich dafür, diese Meditation für dich zu nutzen.
Du möchtest lernen, dich deiner selbst zu erbarmen.
Das hört sich vielleicht ein wenig hochtrabend an, und doch weißt du, dass du dich von Zeit zu Zeit vernachlässigst. Deine Aufmerksamkeit gehört oft anderen, für die du da bist, aber auch Tageszielen und Verantwortlichkeiten, die du übernommen und für richtig empfunden hast.
Bisweilen ist das viel, und in der Folge kommst *du* zu kurz.
Du verschenkst dein Herz gerne anderen Menschen. Ihre Probleme und Wünsche sind dir ein Herzensanliegen, und doch übertreibst du es manchmal.

Du verlierst *dich* aus den Augen.

Und dann kannst du eigentlich nicht mehr gut für andere da sein. Denn dein Herz hat längst gesagt, „Hey du, gehe barmherziger mit dir um, dann hast du auch wieder Kraft, dich ganz den anderen Menschen zu widmen“.
Du weißt das und entspannst dich jetzt in diese Gewissheit hinein. So ist es nun einmal, und du kannst die Vergangenheit nicht ändern. Was du aber kannst ist, dich neu auszurichten. Deswegen entspannst du dich weiter und erinnerst dich an deine Bereitschaft, jetzt nur für dich da sein zu wollen.

Einfach einmal alles loslassen.

Du atmest tief ein und aus und dabei erscheinen Bilder vor deinen inneren Augen. Sie zeigen Situationen aus deinem Leben, in denen du hättest barmherziger sein können.
Du hast geurteilt über andere Menschen, manchmal hast du sie sogar abgeurteilt, du warst herzlos und alles andere als freundlich.
Schmerz zieht durch deine Brust, denn du kannst die Verletzungen fühlen, die du den anderen mit deinem Verhalten zugefügt hast.
Du empfindest Bedauern, diese Menschen so verletzt und getroffen zu erleben.
Und auch, wenn es in der Sache durchaus richtig gewesen sein mag, dass ihr nicht einer Meinung wart, war es doch die Schärfe deiner Worte und Handlungen, die dir jetzt nicht mehr gefallen.
Es wird dir bewusst, dass kein Herz in diesen Taten enthalten war.

Wieder atmest du durch.
Deine Ausatmung wirkt schwerer als eben.
Du weißt, dass du noch ein Stück Arbeit vor dir hast, aber du möchtest mit Herz an diese Sache herangehen.
Du willst die kommende Zeit nutzen, um zu überlegen, wie du mit diesen Menschen barmherziger hättest umgehen können.
Wie es auch zukünftig umzusetzen ist, dein Herz mit dabei zu haben, dich also gleichzeitig deiner selbst und anderer zu erbarmen.
Und wieder atmest du durch.

Du lässt deine Augen geschlossen und nutzt die folgenden Minuten, um mit Herz dein Anliegen zu verfolgen. Zunächst nur gedanklich.

(Pause)

Nimm dir die Zeit, die du brauchst, bis du in deinen Alltag zurückkehren kannst.

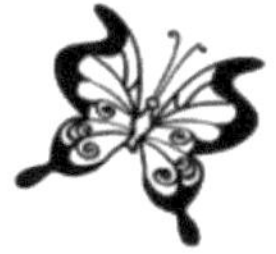

Aufrichtigkeit

Stehst du darauf, richtig zu handeln? Wenn ja, was ist richtig?
Wie gerade und aufgerichtet bist du jetzt?
Ist es leicht oder schwer für dich, aufrichtig zu sein?

Aufrichtigkeit kann mit Ehrlichkeit und Authentizität assoziiert werden. Wenn man aufrichtig ist, spricht man aus, was man denkt und fühlt. Derjenige, der aufrichtig handelt, ist in der Regel auch von seiner Körperhaltung aufgerichtet. Umgekehrt löst eine Aufrichtung des Körpers oft eine ehrlichere Ausstrahlung aus. Man hat nichts zu verstecken, man duckt sich nicht weg.
Vielleicht ist es dir unangenehm, dich mit dieser Thematik auseinanderzusetzen, vielleicht magst du dies auch als Hinweis betrachten, ein wenig mehr Aufrichtigkeit in dein Leben zu bringen. In welchem Bereich genau könntest du mehr Aufrichtigkeit gebrauchen? Bei welchem Thema könntest du vielleicht auch jemanden gebrauchen, der dich ein wenig aufrichtet?

Meditation

Gedankenversunken sinkst du tief in deinen Sessel hinein. Nicht nur draußen ist es dunkel, in dir auch, und das nicht nur, weil du deine Augen geschlossen hast. Du kannst einfach nicht klarsehen, wo dein Weg dich hinführt.
Schon lange bist du dir unsicher, welcher dein Weg ist, nicht nur im Leben, sondern auch in Situationen, wo deine Meinung gefragt ist. Du tust dich schwer damit, aufrecht zu deiner Meinung zu stehen. Denn wie solltest du auch aufrichtig deine Meinung verkünden, wenn du nicht einmal weißt, was wirklich deine Meinung ist. Du bekommst oft einen Schreck, wenn dich jemand nach deiner Wahrheit fragt. Am liebsten möchtest du dann im Boden versinken und dich verstecken.
Zu sehr fürchtet es dich, dich zu zeigen.

Natürlich weißt du, woher diese Furcht kommt. Du erinnerst dich gut daran, dass deine Meinung als Kind nicht gefragt war.
Du hattest zu gehorchen und zu tun, was man dir sagt.
Rebelliert hast du damals, erst äußerlich, dann innerlich, bis du es aufgegeben hast.
Es hatte einfach keinen Zweck mehr, gegen etwas anzukämpfen, was du nicht ändern kannst.
Und so hast du deine Wahrheit gut verpackt. Zu gut, denkst du, denn jetzt kannst du sie kaum noch finden, geschweige denn aussprechen.
Aber stopp, denkst du, denn du erinnerst dich plötzlich an einen Satz, den du gelesen hast.

„Eine Wahrheit, die man aussprechen kann, ist nicht die echte Wahrheit".

Laotse hat das gesagt, glaubst du. Und da ist etwas Wahres dran. Denn das, was verkündet wird, ist immer subjektiv und temporär. Wie oft schon hast du selbst deine Meinung geändert.
Aber was ist dann Wahrhaftigkeit, fragst du dich.

Fast unbemerkt scheinst du deiner inneren Wahrheit näher gekommen zu sein, weil das Atmen plötzlich leichter ist.
Auch hast du dich gerader auf deinen Stuhl gesetzt.

Situationen aus deinem Leben erscheinen vor deinem inneren Auge. Dort stehst du im Mittelpunkt. Du sagst nicht viel, aber deine Ausstrahlung bringt das zum Ausdruck, was in dir ist.

Und dir wird klar, dass es nicht darauf ankommt, zu allem eine Meinung zu haben und diese zu verkünden, sondern dass das, was man sagt, der inneren Wahrheit entspricht. Und dass es eine viel tiefere Wahrheit gibt, die alle verbindet, auch, wenn sie nicht ausgesprochen wird.

Du willst dir selbst treu bleiben, auch wenn du nicht weißt, was du sagen sollst. Und das ist wahrhaftig.
Du atmest durch und sinkst noch tiefer in dich selbst hinein. Es fühlt sich gut an.
Spüre nach, solange es für dich möglich ist.

Konzentration

Was konzentriert sich in dir?
Bist du dir deines Zentrums bewusst?
Was ist das Wesentliche in deinem Leben, worauf du dich konzentrierst?
Fällt es dir grundsätzlich schwer oder leicht, dich zu konzentrieren?
Welches Konzentrat in dir möchte aufgelöst werden?

Wenn wir uns konzentrieren, ist unsere Aufmerksamkeit gebündelt, wir sind fokussiert auf etwas Bestimmtes und Wichtiges. Es ist hilfreich, wenn wir uns gut konzentrieren können. Weniger gut ist, wenn sich etwas in uns zusammenbraut, was wir nicht mögen, denn dann muss es sich Wege suchen, um irgendwann und irgendwie herauszubrechen. Schlimmstenfalls werden wir krank. Konzentration kann also positiv und negativ gesehen werden. Worum geht es bei dir? Brauchst du mehr Konzentration auf das Wesentliche oder möchte sich etwas in dir auflösen, was du gut verpackt in einer dunklen Kellerecke versteckt hältst?

Meditation

Ein klein wenig spürst du vielleicht jetzt schon einen Kloss im Magen, der sich langsam bemerkbar gemacht hat, als du begonnen hattest, dich mit diesem Thema zu beschäftigen. Ja, es hat sich etwas konzentriert in dir, so, als wenn die Gefühle, die in der Vergangenheit nicht ausreichend gefühlt wurden, sich zusammengetan hätten und jetzt mit Macht deine Aufmerksamkeit einfordern. Sie ist unangenehm, diese zusammengeballte Macht. Und sie ist da. Leugnen kannst du sie nicht mehr, obwohl du es zunächst probiert hast. Aber es ist hoffnungslos, sie ist und bleibt spürbar. Du atmest hinein. Das tust du mehrere Male. Auch das ist unangenehm, fast, als wenn du gegen einen Widerstand anatmen musst. Aber du willst nicht aufgeben und bleibst dran.

Und dann geschieht etwas, womit du nicht gerechnet hast.
Dieses Konzentrat an Gefühl beginnt mit dir zu sprechen. Erst dachtest du, du hättest es dir eingebildet, aber dann bist du ganz sicher, dass mit dir gesprochen wird.
„Du hättest längst deine Grenzen ziehen müssen“, sagt eine Stimme. Eine andere folgt. „Ich könnte ausflippen, so wütend bin ich, und du wolltest nie auf mich hören“.
„Ich bin traurig“, sagt eine neue, etwas kleinlaute Stimme.
Wieder eine andere behauptet dagegen, „jetzt stellt euch mal alle nicht so an“.
Wie ein Schauspiel, denkst du dir, und doch gehen diese Stimmen dir nicht mehr aus dem Kopf.
Du atmest in dieses zusammengeballte Durcheinander hinein, und schon kommt ein weitere Impuls aus deinem Inneren.
„Halte mich und tröste mich“, flüstert die kleinlaute Stimme etwas zittrig.
Du kannst nicht widerstehen, deine Hände legen sich wie von selbst auf die Stelle deines Bauches, wo du deinen Kloss so intensiv wahrnehmen kannst. Du atmest weiter in deinen Bauch und deine Hände heben und senken sich dabei.
Und wieder geschieht etwas Neues. Deine Hände verselbständigen sich, und du lässt es zu. Sie nehmen dieses Etwas in ihre Mitte, es ist fast so, als wenn sie den Kloss aus deinem Bauch ganz vorsichtig herausgenommen haben. Achtsam halten sie ihn, wie in einer Schale. Es scheint, als wenn sie sich wiegend hin und her bewegen. Du beobachtest das Geschehen innerlich und fühlst das, was sich in dir bewegt.
Es dauert seine Zeit. Vieles hat sich angesammelt. Und jetzt nimmst du dir die Zeit, die es braucht, um all das zu fühlen, was du so lange nicht fühlen wolltest. Bis es sich wieder beruhigt. Du bemerkst es daran, dass sich deine Hände ganz vorsichtig auf deinen Bauch zurücklegen.
Dein Atem geht jetzt mühelos. Befreit fühlst du dich.
Nimm dir noch Zeit. Spüre nach.

Kommunikation

Wie stehst du grundsätzlich zu Verbindungen oder zum „in Verbindung sein“?
Mit wem oder was möchtest du dich mehr verbinden?
Welche Verbindung möchte aufgelöst werden?
Hörst du dir selbst empathisch zu? Anderen auch?

Wenn du von denjenigen, die leiden, gehört werden möchtest, musst du deren Sprache sprechen. Und nicht nur die, denen es nicht gut geht, wollen von dir gehört werden, jeder Mensch hat das Bedürfnis, sich zu verbinden, zu verstehen und verstanden zu werden. Du sicher auch. Das bedeutet, dass du bereit sein musst, genau hinzuhören, um dich in die Gefühls- und Gedankenwelt des anderen hineinversetzen zu können. Das ist manchmal gar nicht so einfach, zu sehr sind wir überzeugt davon, dass das, was für uns selbst stimmt, auch für andere stimmig ist. Sich zu öffnen für die Sichtweisen anderer bedeutet, dass du all das, was du selbst denkst, zurückstellst und ganz Ohr bist für das, was der andere dir mitteilt. So entsteht Verbindung. Gleiches gilt natürlich für dich selbst. Sich zu öffnen für das, was du dir selbst mitteilen möchtest, ist vielleicht sogar das Schwierigste.

Meditation

Gedankenversunken machst du dich auf den Weg.
Es wird Zeit, dass du mal wieder ganz allein bist. So lange schon hast du dich danach gesehnt, aber immer ist etwas dazwischengekommen oder du hast dich ablenken lassen von deinem Plan, einfach alles fallenzulassen, liegenzulassen, dir feste Schuhe anzuziehen und in den Wald zu gehen. Du weißt, dass der Wald heilsam ist, diese Erfahrung hast du schon öfter gemacht. Es ist dann so, als wenn die Bäume alles von dir nehmen, was dich belastet, und dir gleichzeitig helfen, die Dinge, die in dir sind, zu ordnen. Denn im Anschluss an deinen Waldspaziergang fühlst

du dich immer viel aufgeräumter und irgendwie gereinigt. Du kannst dann wichtige und unwichtige Angelegenheiten gut auseinanderhalten.
Darauf freust du dich jetzt, und du gehst mit entschlossenen Schritten direkt in den nahegelegenen Wald hinein. Die Frische und Kühle der Waldluft erreichen dich bereits am Beginn des Waldes. Einmal tief durchatmen. Und nochmal tief durchatmen. Es scheint, als wenn es dir bereits jetzt viel besser geht. Mit jeder Ausatmung entspannst du dich weiter. Und lässt los, was dich eben noch beschäftigt hat.
Vogelgezwitscher erreicht dein Ohr. Eigentlich ungewöhnlich zu dieser Jahreszeit, denkst du, dass die Vögel so laut zu hören sind. Vielleicht ist es aber deswegen so besonders schön.
Du lässt dich tragen von der Melodie der Vögel, die sich immer mehr vermischt mit dem Rauschen der Blätter, dem Knacken der Äste und dem einzigartigen Ausdruck der Bäume. Es scheint, als wenn der ganze Wald mit dir spricht und mit dir in Verbindung ist. Du hörst genauer hin und in den Wald hinein.
Was die Bäume, die Vögel und die Waldbewohner dir wohl sagen würden, wenn sie deine Sprache sprechen könnten, fragst du dich. Und wie sie wohl untereinander kommunizieren?
Am meisten interessiert dich, was der Wald dir mitzuteilen hätte, wenn er dich aus seiner Perspektive betrachten würde.
Ein wenig unwohl wird dir, als wenn du erahnst, was er sagen könnte.
„Viel zu selten bist du hier, obwohl du weißt, dass es dir guttut", wäre sicher eine Aussage.
„Warum rennst du so schnell?" wäre eine wichtige Frage, die der Wald dir stellen würde.
Und ein Baum ist dabei, der sagen würde, dass er sich freut, so stabil an seinem Platz zu stehen. Ihn kann nichts aus der Bahn werfen im Gegensatz zu dir selbst, wo du dich doch des Öfteren fragst, wo eigentlich dein Platz ist.
In deinen Gedanken beginnen auch die Vögel zu sprechen.
„Der Mensch tut uns nichts", trillern sie vor sich hin, „der ist viel zu sehr mit sich beschäftigt, der sieht uns gar nicht."
Wie recht sie damit haben, denkst du. Du hast ja eben auch länger gebraucht, um überhaupt das Vogelgezwitscher wahrzunehmen.

„Sei gut zu dir“, flüstert dir eine leise Stimme aus dem Wald zu. Du weißt nicht genau, zu wem sie gehört, aber diese Stimme rührt dich besonders an.
Ihren Rat möchtest du beherzigen, auch wenn du noch nicht genau weißt, ob es dir gelingen wird.
Und nicht nur den Stimmen aus dem Wald möchtest du jetzt und in Zukunft mehr Aufmerksamkeit schenken, sondern jedem Menschen, der dir gegenübersteht.
Du möchtest genau hinhören, was dir mitgeteilt wird, bis du es verstanden hast.
Du möchtest dir Zeit nehmen für das, was dir wichtig ist, und es vielleicht auch zum Ausdruck bringen. Nur so kann eine wertvolle Verbindung entstehen zu Menschen, die dir am Herzen liegen, weil du weißt, was dir am Herzen liegt.

Achtsam ziehst du weiter durch den Wald und hängst noch ein wenig deinen Gedanken nach. Du möchtest dir selbst mehr zuhören. Der Wald hilft dir dabei mit seiner Ruhe und Ausgeglichenheit.

Bleibe in dieser Stimmung, solange du sie halten kannst.

Flexibilität

Kannst du dich ausdehnen? Wenn ja, wie weit?
Wo sind deine Grenzen?
In welchem Bereich bist du vielleicht zu sehr angespannt?
Ist in deinem Leben Leichtigkeit integriert?

Wenn wir flexibel sind, können wir auch in ungewohnten oder unbekannten Situationen gut zurechtkommen. Wir schließen nichts aus, sind offen für Neues. Auch können wir uns einer Meinung anschließen, die wir vorher abgelehnt haben, weil wir bereit sind, uns überzeugen zu lassen. Wer flexibel ist, reißt nicht so schnell. Und das darfst du ganz wörtlich nehmen. Denn der Geduldsfaden reißt schneller, wenn du nicht bereit bist, dich deinem Gegenüber in seiner Andersartigkeit zu öffnen, diese Andersartigkeit zumindest zu akzeptieren.
Wieviel Andersartigkeit hältst du aus? Flexibilität tut immer dann gut, wenn du begonnen hast, auf deiner Meinung zu beharren. Festbeißen ist nie wirklich gut. Überprüfe das für dich.

Meditation

Muss man immer flexibel sein, fragst du dich vielleicht ein wenig ärgerlich.
Nein, muss man nicht, denkst du dir, denn nicht immer tut es dir gut, wenn du dich wie ein Fähnchen im Wind auf alles und jeden einlässt.
So ist das sicher nicht gemeint, erklingt eine andere Stimme in dir, denn das ist ja auch nur ein Extrem. In der Mitte liegt die Wahrheit, setzt diese Stimme fort.
Sie hat recht, du stimmst ihr zu. Und doch solltest du Flexibilität mit im Boot haben. Nicht immer jedoch würdest du dich als flexibel bezeichnen. Du hältst gerne an deiner Meinung fest.
Wenn aber jemand mit stichhaltigen Argumenten kommt, bist du bereit, dich von deiner Position zu lösen. Das ist flexibel, findest du.

Du überlegst weiter.
Dir fällt ein, dass du manchmal ganz schön weit über deine Grenzen gehst, immer dann, wenn andere Menschen Wünsche an dich richten. Schnell machst du dann die Bedürfnisse der anderen zu deinen eigenen. Du dehnst also manchmal deine Grenzen weit über deine Kräfte hinaus aus. Das ist sicher zu viel an Flexibilität, resümierst du, schließlich sind in solchen Situationen deine Grenzen nicht spürbar.
Ich sag doch, in der Mitte liegt die Wahrheit. Schon wieder hörst du diese Stimme in dir.
Ja, du hast recht, hörst du dich selbst sprechen. Aber ein Maßstab für das richtig Maß an Flexibilität zu finden, ist manchmal gar nicht einfach.
Doch, sagt die Stimme, du musst nur auf *dich* hören. Tust du etwas über deine Grenzen hinaus und es geht dir schlecht dabei, warst du ein wenig zu flexibel, beißt du dich fest und erstarrst, fehlt dir das nötige Maß an Flexibilität. Offen zu sein für andere und dich selbst, das ist die Kunst. Dann läuft es auch mit der Flexibilität. Weil du dir alles erlauben kannst. Weil du dich im Blick hast und dich nicht verleugnest.

Puh, denkst du dir, da ist noch einiges zu tun. Aber das macht nichts.
Jetzt willst du dir erst einmal Ruhe gönnen, denn Ruhe macht dich ganz sicher flexibler für alles, was dein Leben dir präsentieren wird.
Du schmunzelst in dich hinein und genießt in den folgenden Minuten eine Zeit der Entspanntheit. Die brauchst sie, um geschmeidig und flexibel den Alltag zu jonglieren.
...

Weisheit

Weißt du alles, was jetzt wichtig für dich ist?
Wieviel Weisheit ist in deiner Sichtweise enthalten?
Wenn die Weisheit dich führen würde, was würde sie dir raten?

Weisheit verbinden wir gerne mit dem Alter, denn wenn man viele Erfahrungen gesammelt hat, kann man oft Folgen vorabsehen und damit nicht gewollten Ereignissen aus dem Weg gehen. Die Jugend kann somit gut beraten sein, wenn sie der Weisheit der Alten folgen mag, diese zumindest anhört.
Weisheit entsteht auch, wenn nichts ausgeschlossen wird, wenn alle Gegensätze der Betrachtung unterzogen werden. So entsteht eine Ausgewogenheit, die weise Entscheidungen ermöglicht. Hast *du* alle Sichtweisen und Perspektiven schon geprüft?

Meditation

Stelle dir vor, dass du gar nicht daran zweifelst, dass du weise bist.
Du fühlst dich in der Lage, dein Leben mit Weisheit zu meistern. Du besitzt bereits die Weisheit, die nötig ist, um alle Herausforderungen, die dein Leben mit sich bringt, gut zu bewältigen. Jede Entscheidung triffst du mit Bedacht, und nach jeder Entscheidung bist du absolut sicher, dass du richtig und vor allem weise gehandelt hast.
Kannst du dir das vorstellen?

Vermutlich ist es gar nicht einfach, weil du es so noch nie erlebst hast.
Vielleicht fehlen dir auch verlässliche Erfahrungen, die dir zumindest ansatzweise das Gefühl geben könnten, dass du dazu in der Lage wärst.
Bleibe dennoch dabei zu versuchen, dir dein Leben in Weisheit vorzustellen. Vielleicht helfen dir folgende Fragen:
Wenn du weise bist, woran würdest du es bemerken?

Wie würde der Umgang mit dir und deinen Mitmenschen aussehen?
Wie würde es sich anfühlen?
Was wäre vielleicht auch anders als jetzt?
Nimm dir die Zeit, dir diese Welt auszumalen.

Und dann reflektiere dein Bild:

Ist es dir in dieser weisen Welt möglich, Urteile zu fällen?
Und wenn ja, wie machst du das?
Nach welchen Kriterien urteilst du?

Eigentlich müsstest du feststellen, dass alle Menschen und alle Situationen nur einem Urteil unterliegen dürften.

Das ist das Urteil, das die Liebe fällt.

Aus den Augen der Liebe sind alle Menschen gleich viel wert, unabhängig davon, welche Fehler sie machen.
Aus den Augen der Liebe sind es alle Menschen wert, dass du ihnen vergibst.
Aus den Augen der Liebe betrachtet hat keiner von ihnen die Hölle verdient.

Vielleicht mag dich das Wort Hölle erschrecken, aber ist es nicht so, dass jeder von dir dorthin verbannt wird, den du aburteilst? Gerade dann, wenn du meinst, besser Bescheid zu wissen als der andere?

Auch wenn es dir schwerfällt, diese Erkenntnis in der Tiefe zu erfassen, kann es doch ein Anfang für dich sein, die Urteile zu prüfen, die du über andere Menschen und ihre Verhaltensweisen triffst. Denn immer, wenn du bewertest und urteilst, stellst du dich über den anderen, machst dich größer als den anderen.
Ist das weise?

Versuche nachzuspüren, was diese Fragen in dir auslösen. Nimm dir die Zeit, die du brauchst. Und versuche, die Sicht der Weisheit auf deinen Alltag zu übertragen.

Zuversicht

Mit welcher Brille schaust du und wohin?
Bei welchem Thema könntest du deine Sicht anstelle von „zu" aufschließen?
Ist „Sehen" dein Hauptwahrnehmungskanal?

Zuversichtlich sein hat etwas von Optimismus. Wir glauben dann an das Gute oder an den guten Ausgang der Dinge.
Andererseits kann das „Zu" in Zuversicht bedeuten, dass man in seiner Sicht etwas zugemacht, also verschlossen hat. Wer nur Gutes sieht, bemerkt das Schlechte nicht. Wer nur Schlechtes sieht, könnte sich dem guten Anteil in allem öffnen. In der Zuversicht können wir beides erkennen. Unter Berücksichtigung aller Aspekte, der kritischen wie der positiven, kann die Zuversicht den Weg weisen. Gelingt dir diese allumfassende Sicht auf die Welt? Wenn nicht, überprüfe einfach mal, ob du alle Sinnesantennen auf Empfang gestellt hast.

Meditation

Du schaust in deinen Kamin. Das Feuer brennt und lodert, als wenn es nichts anderes zu tun gäbe. Es hört gar nicht auf, das Holz ist gut. Viel Energie hat es zu bieten, die die Flammen ganz einfach als Licht in die Welt hinausbringen. Sie züngeln und lodern. Sie scheinen Spaß und Freude zu haben. Natürlich ist das reine Interpretation, denn sie denken ja nicht.
Wie schön muss es sein, einfach nur *zu sein*, und dabei nicht zu denken?
Wie lange warst du schon nicht mehr in so einem Zustand, fragst du dich.
Kannst du es eigentlich noch, nur im Moment zu verharren und alle Gedanken passieren zu lassen, ohne ihnen Bedeutung beizumessen?
Du weißt es nicht, und im Grunde ist es dir auch egal.

Ein wenig gleichgültig bist du geworden, als wenn du aufgegeben hättest, dieses Ziel weiter zu verfolgen. Ist es dir doch sowieso nur selten gelungen, das, was dich belastet, für einen klitzekleinen Moment nicht zu spüren. Dich einmal leicht zu fühlen, so, als wenn alles gut wäre.
Du spürst Traurigkeit, und manchmal scheint es, als wenn du alle Hoffnung aufgegeben hättest. Nicht, weil dir das Meditieren schlecht gelingt, sondern auch, weil du keine Zuversicht verspürst, dass es dir in der nächsten Zeit besser ergehen könnte. So Vieles läuft schief, und du kannst dich nicht erinnern, wann du das letzte Mal aus vollem Herzen gelacht hast. Deinen Freunden oder näheren Bekannten scheint es ähnlich zu gehen. Auch sie sehen eher die Probleme als das Gute im Leben.
Ist denn die Zuversicht bei allen abhandengekommen, fragst du dich.
Gibt es niemanden mehr, der die Kraft hat, ein wenig positive Energie zu verbreiten?
Du atmest durch.
Vielleicht schon, denkst du dir, aber vielleicht hast du diesen Jemand nicht wahrgenommen. Zu sehr bist du mit deinem eigenen Schicksal beschäftigt, und das hat zur Folge, dass du nichts anderes und keinen anderen mehr siehst. Und wenn du ganz ehrlich bist, hast du selbst die Jalousie zugezogen. Du willst nichts anderes mehr sehen.
Selbst schuld, sprichst du dein Urteil.

Es scheint Zeit zu werden, dass du deine Fenster wieder öffnest für eine andere und neue Sichtweise.

Nur du selbst kannst dies tun, musst du schweren Herzens eingestehen.

Aber es ist so viel leichter, deprimiert zu sein und den anderen und dem Schicksal die Schuld zu geben, spricht eine Stimme in dir.
Stimmt das denn?
Gut fühlt es sich jedenfalls nicht an.

Du wirst dich öffnen müssen für ein wenig mehr Zuversicht. Und dieses Wort möchtest du am liebsten neu formulieren. Denn du willst ja deine Fenster öffnen und nicht wieder schließen.

Aufmachen willst du deine Sicht, auf für alles, was positiv ist, was neu ist, auf für alles, was du in deiner verschlossenen Sichtweise übersehen hast.
Ob dir das gelingen wird, fragst du dich. Du hoffst es, das ist sicher.

Spüre nach.

Erleuchtung

Was leuchtet in dir?
Wofür brennst du?
Wohin könntest du mehr Licht senden?
Gehst du mit einem Lächeln auf Menschen zu oder wartest du, bis es dir entgegenkommt?

Wenn du weißt, mit welcher Gabe du auf diese Erde gekommen bist, dann leuchtest du. Du strahlst jeden Menschen an, weil du gar nicht anders kannst, als zu lächeln. Das Leben ist dann eine einzige Freude, weil du tust, was du am besten kannst und was du eben auch am liebsten tust. Du weißt, wer du bist, und lässt dir nicht mehr hereinreden von anderen Menschen. Du bleibst auf deinem Weg unabhängig davon, was andere davon halten. Es kann sein, dass du manchmal alleine dastehst, dass vielleicht auch andere Menschen versuchen mögen, dich von etwas zu überzeugen, was ihre Meinung, aber eben nicht deine ist. Du respektierst die anderen, ohne dich von dir selbst zu entfernen. Du wirst erleuchtet von dir selbst.

Meditation

Das Leben könnte so einfach sein, denkst du. Du sitzt auf deinem Lieblingssessel, ein große Tasse dampfenden Kaffee in deiner Hand. Du fühlst dich ausgeschlafen, auch wenn du in der Nacht wach warst. Du hast dann einfach im Bett gelegen, hast mal hier und mal da etwas gedacht, bis du wieder eingeschlafen warst und in der Früh aufgestanden bist. Guten Morgen Welt, hast du gesagt, im Wissen darum, dass du im Schlaf in einer anderen Welt zuhause warst. Zwar war es unbewusst und die Traumbilder, die du hattest, hielten der wirklichen Welt nicht stand, aber irgendetwas in dir scheint zu ahnen, dass in der Welt des Tiefschlafs noch etwas verborgen liegt, was du jetzt nicht mehr greifen kannst.

Du schaust in dein Kaminfeuer. Die Flammen züngeln nach oben, sie erhellen den Raum, sie wärmen dein Gesicht.
Draußen ist es noch dunkel, und genau deswegen ist diese Zeit am frühen Morgen besonders wertvoll für dich. Es ist, als wenn du dir einer Verbindung bewusster bist als im hektischen Treiben des Alltags.
Es ist die Verbindung zum Göttlichen. Dort, wo du eben noch im Tiefschlaf warst, dort ist ein Zuhause. Es hat eine andere Qualität.
Nichts ist und doch ist alles da.
Kein Gedanke und nichts als Frieden.
Kein Wunsch und doch alles erfüllt.
Eine gegenwärtige Präsenz, ohne es zu wissen.

Eine besondere Magie ist in dir. Sie hat etwas energievolles, und gleichzeitig ist sie leise, wie ein stilles inneres Wissen.

Das Leben könnte so einfach sein, wenn du dieses Energieniveau halten, wenn du dir dieser Anbindung immer bewusst sein könntest. Dann wüsstest du genau, welcher dein Weg ist, wie du in jedem Moment aus Anbindung heraus handeln würdest. Dein Handeln wäre zum Wohle aller, aber auch zu deinem eigenen.
Du wüsstest um deine Aufgabe hier auf der Erde. Du würdest tun, zu was du aufgefordert bist. Du wärst ein Lichtbringer in Zeiten der Dunkelheit, einfach deswegen, weil in dir dein Licht leuchtet. Daran könnten sich andere orientieren, die dieses innere Leuchten noch suchen. Ihr würdet euch gegenseitig helfen in dem Wissen, dass ihr alle die gleiche Quelle habt.

Draußen wird es heller, das Feuer im Kamin neigt sich dem Ende. Du willst dein inneres Leuchten aufrechterhalten, solange es geht.

Nimm dir Zeit, um in deinen Alltag zurückzukehren.

Güte

Was ist gut in deinem Leben?
Kannst du das weniger Gute mit Güte betrachten?
Wer in deinem Umfeld sehnt sich nach deiner Güte?
Gehst du gütig mit dir selbst um?

„Lass es gut sein!", sagen wir oft, wenn wir loslassen oder einfach mehr Entspanntheit in eine Angelegenheit bringen wollen. Wir haben dann verstanden, dass weiteres Streiten, Diskutieren, Manipulieren, Überreden, Argumentieren usw. nicht mehr dienlich sind. Es kostet zu viel Kraft, und diese Energie ist letztendlich vergeudet. Wir möchten gütig mit uns und dem anderen sein. Dieses gütig sein kann den Blick öffnen für das Gute im Anderen und auch das Gute in einer anderen Sichtweise. Alles ist gleich gut, gütig eben.
Öffne auch du dich für die Bereitschaft, die Güte in dein Leben einzuladen und alles aus den Augen der Güte zu betrachten. Vielleicht hast du damit ein Thema, was dich zurzeit beschäftigt, bereits gelöst.

Meditation

Lasse dich ein auf einen Anteil in dir, der anerkannt werden möchte. Dabei folgst du einfach dem Brief, der an deinen inneren Kritiker geschrieben ist:

Bist du gut oder schlecht für mich?
Meinst du es gut oder nicht?
Manchmal zweifele ich an mir *und* an dir. Und ich weiß gar nicht, wie ich dich ansprechen will. Du bist mein (treuer) Begleiter, und ich muss das Treu in Klammern setzen, weil ich nicht sicher bin, ob ich möchte, dass du mein treuer Begleiter bist. Ich will dich auch nicht mögen müssen. Gleichzeitig habe ich ein schlechtes Gewissen, wenn ich so etwas sage.

Und schon bringst du mich dazu, ehrlich zu sein.

Ja, ich mag es nicht, wenn du kritisch mit mir bist, wenn du mich zweifeln lässt an mir und dem, was ich getan oder gesagt habe.
Du bringst mich dazu, geführte Gespräche in Gedanken noch viele Male durchzugehen und mich kritisch zu beleuchten. Wie oft fallen mir dann Sätze ein, die ich besser hätte sagen können, Wörter, die ich hätte weglassen sollen. Auch werden mir Handlungen bewusst, die ich lieber hätte unterlassen sollen. Verletzungen, die ich anderen zugefügt habe.
In der Folge fühle ich mich dann gar nicht gut und hadere mit mir selbst. Dieses Hadern gleicht einem Hin und Her zwischen Ablehnung meiner selbst und langsamer Wiederannäherung.

Am liebsten würde ich fehlerfrei sein.

Du aber bringst mich dazu, dass ich mich nie perfekt fühle. Weil du immer etwas Kritisches anzumerken hast.
Wie gerne würde ich dich „lieber Kritiker" nennen, aber ich bekomme es nicht über meine Lippen. Nur in Gedanken äußere ich diesen Wunsch, dich lieb nennen zu wollen und ich weiß, dass du es trotzdem hörst.
Du bist eben mein treuer Begleiter. In Freud und Leid.
Dieses Freud und Leid gibt mir zu denken. Denn wenn ich mich schlecht fühle bei deiner Kritik, mag ich dich nicht, und wenn du etwas Nettes beizutragen hast, auch nicht. Ich höre dich zwar manchmal durch andere Menschen, die mich loben oder mir auf andere Art und Weise positives Feedback geben, aber auch das ist mir oft unangenehm.
Warum nur?
Negatives oder Kritisches ist mir nicht recht, und Positives auch nicht so richtig. Schwierig.

Tatsächlich musste ich hier eine Pause einlegen, denn von außen betrachtet könnte man feststellen, dass mir einfach nicht zu helfen ist. Man kann es mir gar nicht recht machen.
DU kannst es mir nicht recht machen.
ICH mir auch nicht.
Und doch bist du mein treuer Begleiter, eigentlich der Einzige, der stets und ständig mit mir spricht, und es dabei gar nicht böse

meint. Du sagst einfach deine Meinung und beleuchtest Angelegenheiten von allen Seiten. Einfach so, nicht mehr und nicht weniger.

Ich bin derjenige, der am meisten bewertet, und der am Kritischsten ist.
Ich mag *mich* nicht. Das spüre ich sehr intensiv.
Warum mag ich mich eigentlich nicht?

Ich brauchte wieder eine Pause. Deine Stimme ist so laut in mir.
DU SAGST: „Perfekt im weltlichen Sinne gibt es nicht. Menschen machen Fehler. Und in der Regel sind es keine wirklichen Fehler, sondern nur Erfahrungen, aus denen viel zu lernen ist. Öffne dich, und alles, was ich sage, kommt dir zugute. Und nach und nach lernst du, bewusster zu werden und meine Stimme schon im Vorfeld zu hören. Dann kannst du stimmig handeln. *Du darfst damit beginnen, gütiger mit dir zu sein*".

Es drängt sich förmlich auf, dass ich Frieden schließe, in erster Linie mit mir selbst. Dass ich mir verzeihe, wenn ich Fehler mache, und mir gleichzeitig erlaube, welche zu machen.
Im Grunde sehne ich mich nur nach Anerkennung, nach Wertschätzung und nach Zugehörigkeit. Ich glaubte bisher, dass ich das nur erreichen kann, wenn ich ein bestimmtes Bild von mir erfülle.
Aber das stimmt nicht.

Ich muss lernen, mich so anzunehmen, wie ich bin, mit allen Fehlern, die ich mache.
Ich muss mich lieben, so wie ich bin.

Du tust es längst.

Du liebst mich mit all meinem Hadern, mit all meinen Zweifeln, mit all meinen Fehlern.
Und du bleibst.

Was für ein toller Begleiter du bist.

Du bist wirklich sehr treu, weil du immer für mich da bist und dich nie verstoßen fühlst, auch wenn ich dich nicht haben will.
Du bist treu, weil du mir meine Fehler verzeihst, die du gar nicht also solche betrachtest.
Du bist treu, weil du so viel Vertrauen in mich hast und mich mein Tempo gehen lässt.
Du bist treu, weil du *dir* treu bist. Du lässt dich nie von dir abbringen.
Du bist treu, weil du mir bis hierher zugehört und mir Zeit gegeben hast, zu diesen Erkenntnissen zu kommen.

Ich mag dich genau deswegen, weil du bist, wie du bist, und weil ich bin, wie ich bin, wenn ich mit dir zusammen bin.

Ich danke dir, du treuer kritischer Begleiter!

Stille

Wie still muss es sein, damit du Stille wahrnimmst?
Brauchst du Stille, um dich konzentrieren zu können?
Kannst du still sein, auch wenn du etwas sagen möchtest?

Viele Menschen scheuen die Stille genau wie das Alleinsein. Irgendwie scheint es beim Alleinsein auch stiller zu sein. So wird dann lieber das Laute und Lebendige gesucht, manchmal nur, um sich von sich selbst sowie der eigenen Angst vor Stille abzulenken. Du kannst diese Angst bei Gesprächen beobachten. Gesprächspausen werden oft sehr schnell mit einem neuen Redebeitrag gefüllt aus dem unangenehmen Gefühl heraus, das die Stille in einem hervorruft. Aber warum eigentlich? Versuche einmal ganz bewusst, auf die Stille zu hören. Sie ist immer da, auch wenn es Momente gibt, in denen sie von Geräuschen überlagert wird. Geräusche kommen und gehen, sie werden lauter und wieder leiser, die Stille bleibt. Sie ist. Sie ist wie ein weißes Blatt Papier, auf dem schwarze Punkte gemalt werden.
Versuche immer wieder, dich auf die Stille auszurichten, auch, wenn du Geräusche wahrnimmst.

Meditation

Du weißt nicht, wann es begonnen hat, dass die Atmosphäre so magisch wirkt.
Liegt es an der Stille?
Oder an dem Nebel, der langsam von draußen nach drinnen kriecht, so als wenn er sich anschleicht? An der Stille, die sich anhört, als wenn die Vögel den ganzen Tag nicht gesungen hätten?
An der beginnenden Dunkelheit, die den Nebel ein wenig unheimlich erscheinen lässt?

Oder sind es doch deine Gedanken, die alles so wirken lassen? So, als wenn das Draußen nur der Spiegel von deinem Inneren ist?
Es ist zwar warm bei dir, aber wenn du nach draußen schaust, dann fröstelt es dich. Der Nebel bringt Feuchtigkeit mit sich, die sich irgendwie kalt anfühlt, auch drinnen. Du stehst am Fenster und schaust hinaus. Hinaus in den aufziehenden Nebel. Du versuchst, die Konturen der Obstbäume, die in deinem Garten stehen, zu erkennen, aber es ist schwer. Nur erahnen kannst du, was dort im Garten steht. Es könnte auch etwas anders sein, über das irgendjemand ein weißes Bettlaken geworfen hat. Was darunter ist, kannst du nicht erkennen. Dieser Anblick verstärkt deine Stimmung. Man könnte sie fast schwermütig nennen, aber für dich ist sie irgendwie normal. Du liebst es, tief in deine Emotionen und auch deine Gedanken hinab zu sinken. Ganz in deine Gefühle einzutauchen, und dabei immer mehr das Gefühl zu werden. Es schreckt dich nicht, im Gegenteil, du suchst diese Schwingung förmlich auf, du brauchst es, diese Zeiten, ganz mit dir allein. Du liebst dich, so wie du bist. Stundenlang könntest du am Fenster stehen und beobachten. Dabei schaust du gar nicht wirklich hinaus, denn in deinem Inneren ist eine Tiefe, die für dich viel anziehender ist. Und genau diese Tiefe löst die Magie aus.
Es reizt dich, ganz tief in dich hinab zu sinken und dabei einfach nur am Fenster zu stehen. Stunden können dabei vergehen, ohne dass du sie als solche wahrnimmst. Du schaust. Sonst tust du nichts. Vieles ordnet sich, ohne dass du es Ordnen nennen würdest. Denn das würde deinen Verstand fordern. Es hätte etwas von Aktionismus. Aber so fühlt es sich nicht an. Es ist viel eher so wie der Nebel, es ist undurchsichtig und doch ganz rein. Nichts ist greifbar und doch ist alles da. Man muss nur genau hinschauen. Und dieses Hinschauen hat etwas von Hineinsehen. Man sieht etwas, obwohl es nicht wirklich zu sehen ist. Das ist eine Kunst, die du fast vollständig beherrscht. In ihr gehst du auf. Erfüllung könntest du es nennen, und dabei stehst du einfach nur am Fenster.
Deine Gedanken schweifen ein wenig ab. Du weißt, dass es Menschen gibt, die dich irgendwie anders finden. Sie können nichts mit dir anfangen, sie sind der Meinung, dass du sonderbar bist.

Sind wir das nicht alle, denkst du dir.
Sind wir nicht alle anders und dabei doch gleich?
Ist es nicht das Besondere in jedem Einzelnen, was uns verbindet zu einem einheitlichen Ganzen?
Man muss einfach nur genau hinschauen. Durch die Verhüllung hindurch. So wie du es tust.
Du schaust durch das, was besonders ist an jedem Menschen, hindurch zu dem, was gleich ist.
Andere verstehen das nicht.
Das macht dir nichts. Du siehst das, was ihr gemeinsam habt.

Du schaust wieder in den Nebel hinein, der wie ein Schleier auf allem liegt. Du schaust durch ihn hindurch.
Und immer noch schwingt Magie in der Luft. Es ist still in dir.

Du verabschiedest dich von deinem Fenster. Die Bilder in deinem Inneren bleiben. Du bist dir einfach so sicher.
...

Einfachheit

Was in deinem Leben möchte vereinfacht werden?
Wieviel Fächer und Schubladen hat dein Schreibtisch?
Kannst du dich auf ein Fach in deinem Denken reduzieren?
Wie kannst du deinen Alltag vereinfachen?
Kannst du in einem Alles erkennen?

Wenn etwas einfach ist, dann geht es uns leicht von der Hand. Wir wissen den Weg, wir wissen, was zu tun ist, unser Denken folgt einem Plan und alles, was für die Umsetzung wichtig ist, ist vorhanden, vielleicht auch griffbereit. Es hat also alles seine Ordnung. Wenn du erst suchen musst, was du benötigst, kostet es Kraft und Zeit. Überlege also, ob du Ordnung in dein Leben bringen musst. Dafür beginnt man am besten im Keller oder im Abstellraum. Irgendwann räumt man dann Schubladen auf und bemerkt allmählich, dass sich so ganz nebenbei auch die inneren Schubladen und Fächer sortiert haben. Das Denken vereinfacht sich. Man konzentriert sich auf das Wesentliche.
Hast du das Wesentliche im Einfachen schon erkannt?
Hast du ein Fach, in das alles Wesentlich passt?

Meditation

Entscheide dich, zur Ruhe zu kommen. Vielleicht bist du richtig aufgewühlt von dem, was du oben gelesen hast, eben weil so Vieles in dir nicht sortiert ist. Ja, Vieles ist in Unordnung und alles andere als einfach. Dein Denken kreist, dein Leben ist oft hektisch, und dein Haushalt bräuchte dringend eine Generalreinigung. Magst du dir erlauben, gerade weil du dies jetzt erkannt hast, dennoch zur Ruhe zu kommen? Vielleicht, damit du dann in aller Ruhe Vieles erledigen kannst?
Überlege und entscheide.
In aller Ruhe.

Mit der Ruhe, die jetzt in dir ist, egal wie viel oder wenig es ist. Alles darf sein.
So viel Frieden ist darin enthalten, sich zu erlauben, alles zu fühlen, was da ist, auch, wenn es Unruhe und das Gegenteil von Einfachheit ist.
Du darfst dich kompliziert finden, auch unaufgeräumt. So ist es nun einmal. Wenn du dies akzeptierst, dann erlaubst du dir, so zu sein, wie du bist.
Spüre, dass es wahr ist.
Du darfst sein, mit allem, was du mitbringst.
Und vielleicht bemerkst du, dass sich durch diese Erlaubnis ganze Schulbaden in deinem Denken zusammenfügen, sie werden plötzlich zu einem einzigen Fach.
Beobachte es.
Fühle es.
Du wirst es erkennen als ein warmes Gefühl, vielleicht atmest du auch tiefer ein und vor allem aus, du liebst dich ein klein wenig mehr. Und gleichzeitig hast du das Gefühl, als wenn diese Liebe gar nicht von dir heraus entsteht, sondern aus einer größeren Quelle strömt. Sie strömt, weil du dir erlaubt hast, zu sein, wie du bist. Das ist ganz einfach. Du bist, wie du bist, und erkennst dabei, dass du eins bist mit etwas, das du Schöpfung nennen darfst. Diese Schöpfung ist facettenreich, vielfältig, bunt, voller Energie, voller Leben. Und doch ist sie in einem einzigen Moment entstanden, du könntest sagen, dass sie einfach ist, weil alles aus diesem einzigen Fach, einem Wort, einer Idee, entstanden ist. Du bist ein Teil davon.

Du bist, wie Gott dich schuf.

Spüre nach.

Kehre in deinen Alltag, wenn du den Eindruck hast, dass sich etwas sortiert hat in dir. Und beobachte auch danach, was sich in dir und in deinem Außen anders darstellt, als es vorher war.

Selbstliebe

Liebst du dich?
Liebst du grundsätzlich andere Menschen?
Bedeutet Selbstliebe Nächstenliebe oder Nächstenliebe Selbstliebe?

Oft tun wir uns schwer, uns zu lieben, wie wir sind. Mit all unseren Fehlen, Makeln, Unvollkommenheiten. Wie oft haben wir gehört, was wir alles zu tun, zu schaffen, zu sein haben, um gut genug zu sein. Daraus haben wir gemacht, dass wir erst liebenswert sind, wenn wir bestimmten Vorstellungen genügen, die andere gesetzt haben. Wir haben versucht, diesen Erwartungen zu entsprechen, so zu werden, wie es diesen Vorstellungen entsprach. In der Regel sind wir daran gescheitert. Und dieses Scheitern war gut, denn nur dann beginnen wir aufzuwachen. Und zu fragen, was uns selbst ausmacht. Wer bist du? Was macht dich aus? Wir lernen, dass wir liebenswert sind, so, wie wir sind. Mit allem, was uns ausmacht. Mit allem, was wir sind. Und nur, wenn uns das klar ist, können wir wirklich und von Herzen andere lieben.
Nutze die Gelegenheit, um dich in Selbstliebe zu üben. Schreibe eine Liste mit Dingen, die du an dir magst. Setze diese Liste täglich fort. Konzentriere dich in deinem Alltag auf all das, was du an dir liebenswert findest.

Meditation

Stelle gleich zu Beginn der Meditation fest, wie stark deine Liebe zu dir selbst ist. Tu dies ohne Bewertung, ohne schön oder schlecht reden, stelle fest, wie es ist. Du bemerkst es bereits daran, wie oft du dir in der Vergangenheit Zeit genommen hast nur für dich allein.

Wie oft lässt du dich ablenken von vermeintlichen Pflichten oder von Wünschen, die andere an dich richten und die du für wichtiger erachtest als das, was du eigentlich tun wolltest.
Dir ist vielleicht bewusst, dass du dich vernachlässigst, und vielleicht macht dich das traurig. Betroffen macht es dich vermutlich auch, weil du weißt, dass du es schon viel eher hättest ändern können. Aber so ist es nun einmal.
Lasse es so stehen, wenn es zutrifft. Im Grunde gehört es der Vergangenheit an. Denn in diesem Augenblick kannst du dich entscheiden, dir selbst mehr Liebe zu schenken.
Jetzt sofort.
Und es tut gut, diese Entscheidung zu treffen.
Aber *du* musst es tun.

Du atmest tiefer ein und mit der Ausatmung entspannst du dich. Du spürst, wie du loslassen kannst von allem, was eben noch wichtig war, auch von Erwartungen und einem Druck, den du dir selbst oft gemacht hast. In diesem Moment scheint es dir fast unerklärlich, dass du dir immer wieder so einen Stress machst. Wie unnötig, denkst du vielleicht.
Und doch sehnt sich ein Teil in dir nach einer Erklärung. Warum sorgst du oft zu wenig für dich?

Du machst dich gedanklich auf die Suche danach, etwas zu finden, das dir helfen könnte. Und dir fällt ein, dass du dich bereits als Kind auf eine bestimmte und dir eigene Art verhalten hast, damit du Aufmerksamkeit bekommst. Diese Strategie hattest du gewählt, weil sie für dich damals erfolgreich war. Nur so, dachtest du, wirst du gesehen von deinen Eltern, und du wirst geliebt. Kannst du dich erinnern an die Strategie, die du gewählt hast, um Liebe zu bekommen?

Damals war es wichtig für dich, zu dieser Strategie zu greifen, denn du warst noch klein und abhängig von der Pflege deiner Eltern. Deswegen war es gut und richtig.
Heute bist du erwachsen und kannst selbst für dich sorgen.
Ist dir das eigentlich klar?

All die Liebe, die du von Beginn an immer von anderen Menschen bekommen wolltest, kannst du dir jetzt selbst geben.

Und das bedeutet nicht, dass die Liebe anderer Menschen nicht wichtig ist, im Gegenteil. Aber du bist nicht abhängig davon. In jedem Moment hast du das wichtigste bei dir. Es ist die Liebe, die du dir selbst schenken kannst.

Du selbst kannst dich in liebevolle Arme nehmen, wenn du Wärme brauchst.
Du selbst kannst dir Fehler verzeihen, wenn es der Vergebung bedarf.
Du selbst kannst dich trösten, wenn du getröstet werden möchtest.
Du selbst kannst dir Liebesbriefe schreiben, wenn *du* es dir Wert bist. Jetzt hättest du alle Zeit der Welt, um diesen Brief an dich zu schreiben. Und wenn du magst, beginnst du in Gedanken jetzt sofort.

Nimm dir die Zeit, die du dir wert bist.

Spüre nach.

Glückseligkeit

Wieviel Glück hält deine Seele aus?
Hast du dich schon mal beseelt gefühlt, wenn ja wann und warum?

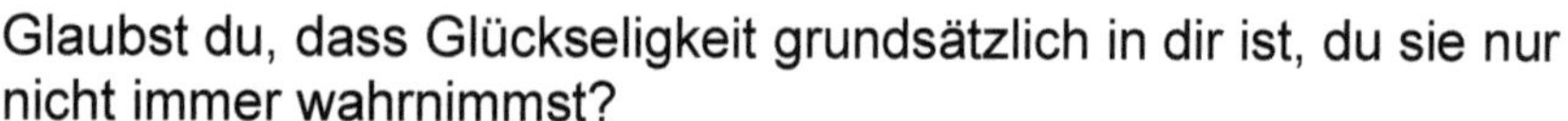

Glaubst du, dass Glückseligkeit grundsätzlich in dir ist, du sie nur nicht immer wahrnimmst?

Glückseligkeit ist ein Wort, das kaum zu überbieten ist. Es beinhaltet sowohl Glück als auch Seligkeit. Glücklich wollen wir sein, und es gibt bestimmte Momente, in denen wir Glück ganz intensiv empfinden. Selig sagen wir, wenn wir uns eins mit etwas fühlen oder höchstes Glück erfahren. Glückselig ist eine Steigerung von beidem. Der Ausdruck von allerhöchstem Glück und Verbundenheit mit der eigenen Seele. Für einen kurzen Moment sind wir uns dessen bewusst, wer wir sind. Was uns für immer und ewig ausmacht.
Bist *du* dir dessen bewusst? Wenn ja, dann sind alle Probleme oder Widrigkeiten deines Lebens unbedeutend, denn du weißt, wer du bist. Und wenn du weißt, was dich ausmacht, dann kann dich kein Schicksal des Lebens von deinem Seelen-Sessel herunterschubsen. Weil du im tiefsten Inneren deines Selbst um deine Glückseligkeit weisst. Die Welt kann vor deinen Augen unter gehen. Es macht dir nichts. Denn die Welt, die wirklich ist, erstrahlt vor dir und in dir. Völlig zeitlos und bedingungslos. Reine Liebe. Das ist Glückseligkeit.

Meditation

Einfach nur glücklich sein, wie schön wäre das? Vielleicht hast du dich das schon lange gefragt, und vielleicht fühlst du dich weit weg von diesem Ziel. Dennoch hast du nie aufgegeben, dir genau dies zu wünschen. Glücklich zu sein. Im Hier und Jetzt. Mit allem, was dazu gehört.
Naja, magst du vielleicht einwenden, ich habe da schon meine Vorstellungen.

Und ein anderer Teil in dir antwortet vielleicht: genau das ist das Problem, deine Vorstellungen!
Im Grunde deines Herzens weißt du darum. Oft hast du etwas auszusetzen, ist die Note nicht ganz so gut gewesen, wie sie eigentlich hätte sein können, der Pickel auf deiner Nase hat deine ganze Schönheit zunichte gemacht, oder dein Traumprinz hat sich als quarkiger Frosch entpuppt und war bei weitem nicht so, wie du ihn dir erträumt hast.
Ja, es stimmt, immer war etwas und hat dich von einem wirklich intensiven Glücksgefühl abgehalten. Oder hat zumindest dafür gesorgt, dass es nur kurz fühlbar war. Zu kurz, willst du vielleicht einwenden.
Es stimmt ja, und du bist nicht allein mit solchen Gedanken. Wir Menschen sind nun mal so, wie wir sind. Schnelllebig, unzufrieden, erwartungsvoll, anspruchsvoll und immer auf der Suche nach etwas Neuerem und Besserem.
Ja gut, und jetzt, magst du dich vielleicht fragen.
Bei dem „Ja gut" darfst du bleiben und für eine kleine Weile die Entscheidung treffen, dich an eine Szene aus deinem Leben zu erinnern, in der für einen kleinen Moment alles so war, wie du es dir gewünscht hast. Das muss nichts Großes gewesen sein, vielleicht war es nur die rote Schultasche mit weißen Punkten, die du dir schon ganz lange gewünscht und dann geschenkt bekommen hattest. Oder ein warmer Kaffee und ein Stück Schokolade. Finde du deine Erinnerung, sie wartet nur darauf, dass du ihr deine Aufmerksamkeit widmest. Als Gefühl macht sie sich längst bemerkbar, das spürst du an der Wärme in deiner Herzgegend. Schön fühlt es sich an.
Und immer mehr Bilder zu dieser Erinnerung erscheinen vor deinem inneren Auge.
Vielleicht hörst du auch Stimmen oder nimmst eine besondere Atmosphäre wahr, die zu deiner Erinnerung gehört.
Nimm dir die Zeit, um jede Einzelheit wirken zu lassen.
Alles war damals gut.
Richtig gut.

Und dann beginnst du, diese schöne Erfahrung der Erinnerung größer werden zu lassen. Nichts anderes ist mehr wichtig, nur die Erinnerung mit diesem warmen Gefühl in deinem Herzen.

Du bemerkst, dass es sich weiter ausdehnt und deinen gesamten Brustraum ausfüllt. Genau dort atmest du hinein.
Dann machst du es noch grösser mit jeder Ausatmung.
Du befüllst deinen Körper mit dieser schönen Erinnerung, mit diesem schönen Gefühl.

So viel Glück ist in dir.

Und auch bei jeder Ausatmung wird es größer.
Es ist entstanden aus deiner Bereitschaft, dich an einen schönen Moment zu erinnern. Und an das Glück, das du mit diesem Moment verbunden hast.
Dein Geist hat dein Herz erinnert. Daran magst du erkennen, wieviel Glückseligkeit in dir verborgen liegt. Du brauchst sie nur zu aktivieren durch deine Erinnerung.

Versuche, diesen Moment solange zu halten, wie es dir jetzt möglich ist.

Versuche darüber hinaus, diese Erfahrung in deinem Alltag zu wiederholen.

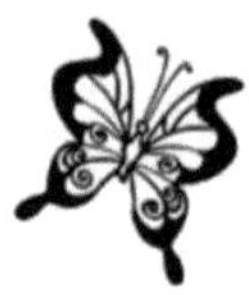

Verbundenheit

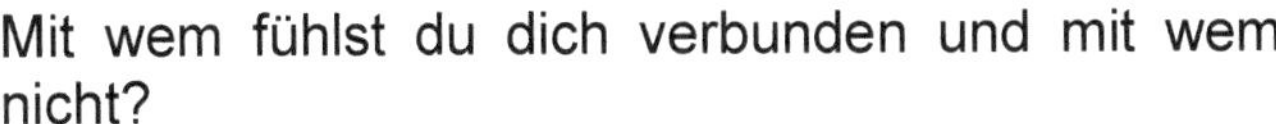

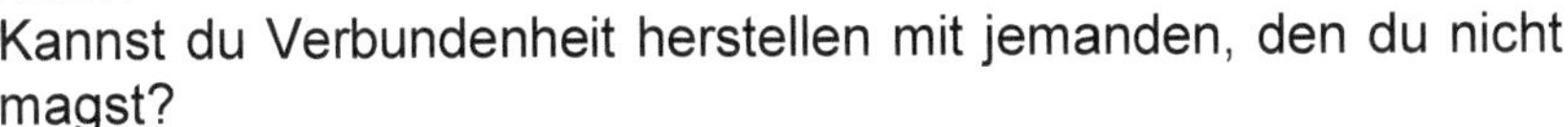

Mit wem fühlst du dich verbunden und mit wem nicht?
Kannst du Verbundenheit herstellen mit jemanden, den du nicht magst?
In welchem Bereich solltest du eine Verbindung lockern oder auflösen?
Mit wem solltest du möglichst bald Verbindung aufnehmen?

Eigentlich wünschen wir uns immer wieder Verbindungen, wir sind nicht gerne allein. Andererseits helfen uns Verbindungen oft nicht weiter, weil sie uns scheinbar nicht das geben, was wir uns erhoffen. Das liegt in der Regel daran, dass wir nicht mal mit uns selbst in tiefer Verbundenheit stehen. Wir lehnen so einiges ab an uns, auch, wenn wir einiges andere mögen. Andere Menschen helfen uns unbewusst, mit diesen eigenen ungeliebten Anteilen in Verbindung zu treten. Wir erkennen sie im Außen als anstrengende Menschen, nervige Kinder, überreagierende Partner, nörgelnde Eltern. Alle Leuten, mit denen wir Probleme haben, zeigen uns etwas von uns selbst, was wir noch nicht integriert haben, etwas, mit dem wir noch nicht in friedlicher Verbundenheit stehen.
Prüfe, was es genau ist, was dich beschäftigt. Vielleicht ist es ein Anteil von dir, der mit dir in Verbindung treten möchte.
Ziehe auch in Erwägung, dass es eine weitere Ebene der Verbundenheit gibt, nämlich die spirituelle Ebene, die des Göttlichen, der himmlischen Helfer, deiner Schutzengel. Vielleicht versuchen sie schon lange vergeblich, mit dir Verbundenheit herzustellen. Vielleicht möchten sie dir etwas mitteilen.

Meditation

Schließe deine Augen und erlaube dir bereits jetzt, ein Gefühl von vertrauter Verbundenheit spüren.

Du erinnerst dich sicher an eine Situation in deinem Leben, in der du so ein Gefühl gehabt hast. Vielleicht war es Innigkeit mit deiner Mutter, mit einer Freundin oder einem Freund, oder es war tiefe Verbundenheit mit einem deiner Kinder.
Ein derartiges Gefühl von Verbundenheit hat auch immer etwas von Dankbarkeit, weil es so besonders ist, wenn man von diesem Gefühl erfüllt ist.
Es hat auch etwas von Liebe, und vielleicht ist es genau die Sehnsucht nach Liebe, die uns immer wieder Verbindungen eingehen lässt, in denen wir das Gefühl von Verbundenheit finden wollen.
Jetzt aktivierst du es durch deine Erinnerung. Nimm dir Zeit, wenn du sie brauchst.

Die Bilder erscheinen vor deinem inneren Auge, du spürst, wie es damals war, und vielleicht hörst du bestimmte Sätze, die gesprochen wurden.
Alles, was mit dieser schönen Erinnerung verbunden ist, lässt du größer werden. Du schwelgst in dieser Erinnerung.
Nimm dir die Zeit, dich ganz hineinzugeben in deine Erinnerung.

Und dann stellst du dir vor, dass du dieses Gefühl von tiefer Verbundenheit weiter ausdehnst. Denn du möchtest jemanden in dieses schöne Gefühl mit einbeziehen. Dieser Jemand kann ein anderer Mensch sein, es kann aber auch eine ungeliebte Seite, ein abgelehnter Anteil von dir selbst sein.
Stelle dir vor, dass du mit diesem Menschen oder dem Anteil von dir in tiefe Verbundenheit eintauchst.
Was löst dies in dir aus?
Nimm zudem wahr, ob es dir schwer oder leicht fällt, diese Verbundenheit herzustellen. Lass es zu, auch wenn sich nicht alles gut anfühlt.
Sei ehrlich, denn nur dann bleibst du in Verbindung mit dir selbst. Das ist zunächst das Wichtigste.

In der Verbindung mit dir spüre weiter nach, was dich an dem anderen stört und ob du trotz allem eine Verbindung aufrechterhalten kannst. Nicht immer müssen wir einer Meinung sein, um in liebevoller Verbindung zu sein.

Versuche auch, die Verbindung zu dir selbst zu überprüfen unter diesem Blickwinkel: wann und auf welche Weise gehst du aus der Verbindung zu dir selbst heraus, wenn dir *an dir* etwas nicht gefällt?
Versuche dabei dennoch, die Verbindung zu dir zu halten und spüre, inwieweit sich ein Gefühl von liebevoller Annahme in dir aufrechterhalten lässt.

Übernehme diese liebevolle Haltung und Verbundenheit mit dir in deinem Alltag.

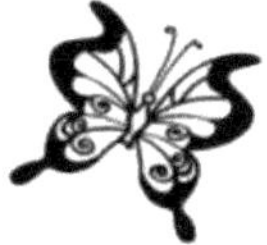

Gelassenheit

Was solltest du besser lassen?
Wieviel Gelassenheit erträgst du?
Wovon möchtest du lieber die Finger lassen?

In der Gelassenheit ist immer ein Losgelöstsein enthalten. Wenn du gelassen bist, dann hast du dich gelöst von etwas. Es kann etwas im Außen sein, z.B. ein Wunsch nach etwas, von dem du dich löst, es kann aber auch etwas sein, was mit dir zu tun hat. Du löst dich dann von bestimmten Verhaltensweisen, eigenen Einstellungen oder einfach von innerem Druck, den du dir gemacht hast. Dann wirst du gelassener. Das Gefühl von Gelassenheit kannst du nur in dir entstehen lassen, wenn du dich entscheidest, dich zu lösen. Denn wenn du dich entscheidest, dich zu lösen, vertraust du darauf, dass es eine andere Lösung gibt, die dir auch guttun kann. Du hältst nicht fest an einer bestimmten, von der du bisher meintest, dass sie die beste sei. Du vertraust auf höhere Führung und auf Lösungen, die du noch nicht kennst. Sei gelassen!

Meditation

Du lässt dich ein auf eine Reise zu dir selbst.

Du packst dein kleines Rucksäckchen, in welchem du alles verstaust, was du für eine Wanderung benötigst: ausreichend Wasser, ein geschmiertes Brot, einen Apfel und eine Banane, Schokolade und auch ein paar Kekse. Du liebst Süßes zwischendurch, und wenn du wanderst oder spazieren gehst, schmeckt es dir besonders gut.
Zusätzlich nimmst du etwas mit, was dir heute wichtig erscheint: einige leere weiße Zettel und einen Stift. Du weißt noch nicht genau warum, aber du bist dir sicher, dass es gut ist, wenn du etwas zum Schreiben dabeihast.

Dann gehst du los, es ist gutes Wetter angekündigt.
Du brauchst nur feste Schuhe und bequeme leichte Kleidung.

Dein Weg beginnt direkt an deiner Haustür. Und du folgst ganz bald einem Pfad, der dich auf eine Pilgerroute führt. Hier kannst du dem ausgeschilderten Weg folgen, ohne dir Gedanken zu machen, ob du richtig bist.
Der Weg führt dich.

Du pfeifst fröhlich vor dich hin und genießt es, alleine zu sein. Wandern in der Natur tut dir gut. Und es war wichtig, dass du dir etwas Gutes tust. Schon die letzten Tage hat es sich in dir angekündigt, dass es mal wieder nötig wird, eine Reise alleine zu unternehmen. Dein Alltag war stressig, obwohl du gar nicht viel zu tun hattest. Anstrengend war er eher, weil du dich nicht auf deine Arbeit konzentrieren konntest. Immer wieder kamen dir Gedanken an Vergangenes in den Sinn. Diese Erinnerungen wurden ausgelöst durch irgendeine Lappalie im Büro, du kannst dich schon gar nicht mehr an sie erinnern, aber die vergangene Situation, die ist geblieben als dumpfes Gefühl in deinem Bauch. Kraft hat es dich gekostet, die letzten Tage mit diesem Gefühl zu leben. Und das möchtest du ändern. Es geht auch nicht mehr.
Du hast ein drängendes Verlangen, dich wieder freier zu fühlen und du weißt, dass dir keiner abnehmen kann, dich von Dingen zu lösen, an denen du noch hängst.
Und so wanderst du auf deinem Pilgerweg und folgst innerlich den sich aufdrängenden Gedanken. Sie formen sich zu Erinnerungen an eine besonders intensive Zeit. Irgendwie hat sie schön begonnen und dann doch sehr schmerzhaft geendet.

Wenn du an diese Zeit denkst, zieht sich dieser Schmerz schon wieder in dir hoch. Er beginnt im Bauchraum und steigt dann höher in deine Herzgegend, so, als wenn sich dein Herz zusammenkrampft und dir die Luft zum Atmen nimmt. Auch das Schlucken fällt dir schwer, als wenn ein Kloß in deinem Hals sitzt.

In deinem Alltag drängst du diese Symptome oft weg, du versuchst es zumindest, manchmal klappt es ganz gut, aber die letzten Tage eben nicht mehr.

Und so entscheidest du dich jetzt, all diese Erinnerungen in dir aufsteigen zu lassen, mit allen Gefühlen, die mit den Geschehnissen zusammenhängen. Du nimmst dir die Zeit dafür, sie intensiv zu fühlen.

Du weißt gar nicht, wieviel Zeit wirklich vergangen ist.
Vergangenheit und Gegenwart sind zu einem einheitlichen Ganzen verschmolzen.
Du bist weitergewandert, ohne das Wandern an sich zu bemerken. Und nach einer gefühlten Ewigkeit schaust du dich das erste Mal bewusst um.

Für einen Moment weißt du gar nicht, wo du bist. Du scheinst Kilometer gegangen zu sein, ohne einen Meter bewusst wahrgenommen zu haben.
Doch jetzt gerät ein kleiner Flusslauf in dein Blickfeld und dir wird klar, wo du bist.
Hier wolltest du ohnehin eine Rast einlegen, und du freust dich, jetzt an diesem Ort zu sein.
Bevor du dich ganz nah an den Bach ins Gras setzen willst, gehst du auf die kleine Holzbrücke, die über den schmalen Fluss führt. Von dort oben möchtest du das Wasser beobachten, das langsam und beständig den Bach hinabfließt. Es hat eine beruhigende Wirkung auf dich, einfach dazustehen, dich an das Geländer zu lehnen und das Wasser zu beobachten. Du tust es, ohne dabei auf die Zeit zu achten.

Und wieder vergeht eine Ewigkeit, die du als solche nicht wahrnimmst. Du stehst einfach dort und schaust dem Wasser zu.

Bis ein Gegenstand im Flusslauf deine Aufmerksamkeit erregt.

Zuerst weißt du nicht genau, was es ist, aber dann kommt er so nah an dich heran, dass du es erkennen kannst:
Ein kleines Schiffchen aus Papier kommt dir auf dem Wasser entgegen. Es ist einfach gefaltet und schaukelt munter vor sich hin. Es schwimmt unter deiner Brücke hindurch und fließt dann auf der anderen Seite weiter.
Du schaust ihm nach, bis es an der nächsten Biegung, die der Bach nimmt, verschwunden ist.

Woher es wohl kommt?

Wie weit das Schiffchen wohl noch mit dem Wasser fließt, bis es irgendwo an einer Baumwurzel hängen bleibt?

Wer hat es wohl gefaltet, in den kleinen Bach gesetzt und verabschiedet, damit es seinen ganz eigenen Weg den Bach hinunter schwimmen kann?

Wieder hängst du deinen Gedanken nach…

Und dir kommt ein Impuls.

Jetzt weißt du, warum du Zettel und Stift mitgenommen hast.
Bei diesem Gedanken wird dir warm ums Herz. Und es ist noch mehr als die Wärme, es ist, als wenn dir jemand ganz plötzlich eine schwere Last vom Herzen genommen hätte.
Du atmest tief durch und genießt, so viel Luft auf einmal ein- und wieder ausatmen zu können.

Und du gehst an den Rand des Baches, dorthin, wo du sowieso Rast machen wolltest.
Aus deinem Rucksack holst du deine Blätter und den Stift und beginnst auf dem ersten Blatt zu schreiben. Die anderen Blätter sind eine gute Unterlage dafür.
Du schreibst dir alles von der Seele, was du auf dem Weg hierher gefühlt hast.
Dein Text hat bereits eine Überschrift bekommen.

„*Abschiedsbrief*" steht ganz oben geschrieben.

Jetzt ist der Zeitpunkt gekommen, an dem du dich voll und ganz von diesem Abschnitt deines Lebens verabschieden möchtest. Du weißt, dass es wichtig ist, damit du dich wieder frei und gelöst deiner Zukunft zuwenden kannst.
Und deswegen nimmst du dir Zeit, alles aufzuschreiben, was dir jetzt für deinen persönlichen Abschied wichtig ist.
Du beendest den Brief mit deinen ganz eigenen Worten des Dankes. Dank dafür, dass du all diese Erfahrungen machen durftest, dass du gelernt hast durch alles, was du erlebt und gefühlt

hast. Dass du dadurch die Person geworden bist, die du jetzt bist.
Du nimmst dir all die Zeit, die du brauchst. Vielleicht sind es Minuten, vielleicht gefühlte Ewigkeiten.

...

Und dann ist es so weit.
Er ist fertig, dein Abschiedsbrief.
Er hat dich einige Tränen gekostet, die ganz nebenbei deine Wangen hinuntergerollt sind. Manche haben kleine Wassertropfen auf dem Brief hinterlassen. Dein Brief sieht mit diesen leicht zerlaufenen runden Stellen aus, als wenn er gesegnet wurde durch deine Tränen.
Und wieder füllen sich deine Augen. Dieses Mal sind es Tränen der Dankbarkeit.

Du erinnerst dich noch aus deiner Kindheit, wie man ein kleines Boot falten kann. Wie oft hast du es getan, große und kleine, und manchmal waren es Hüte, die du mit deinen Freunden aufgesetzt hast.
Jetzt faltest du deinen Abschiedsbrief ganz bedächtig und sanft zu einem Papierschiffchen. An vielen Stellen kann man einzelne Worte erkennen, die zu den Sätzen gehören, die du geschrieben hast. Du gehst ihnen nicht mehr nach. Aber dein Schiffchen bekommt durch diese Worte eine ganz persönliche Note.

Es ist ein besonders Papierschiffchen.

Du trägst es liebevoll zum Uferrand und atmest durch.

Für einen Moment wartest du noch. Es soll ein besonderer sein, wenn du dein Abschiedsbrief- Papierschiffchen ins Wasser setzt.

Und dann ist es soweit.

Du schaust ihm nach.

Ganz langsam schwimmt es dahin.

Du gehst wieder hinauf zu der kleinen Holzbrücke. Von dort kannst du es noch ein wenig länger sehen. Es wackelt, während es auf den kleinen Wellen dahinplätschert.

Ganz langsam nähert sich dein Papierschiffchen der Biegung, bei der du eben schon einmal ein kleines Boot hast abbiegen sehen.

Jetzt ist es deins.

Und dann ist es verschwunden.

Du atmest tief durch und bleibst noch eine Weile dort stehen, bis du dich bereit fühlst, wieder nach unten zu gehen, an den Rand des Ufers, dort, wo deine Sachen liegen.

Erst jetzt bemerkst du, wie hungrig du bist, und du freust dich auf alle Leckereien, die du für dich mitgenommen hast.
Wie ein Festmahl kommt es dir vor und auch dafür nimmst du dir Zeit.

Dann packst du alles wieder ein und wanderst weiter auf deinem Weg. Dein Rucksack fühlt sich plötzlich viel leichter an.

Du weißt nicht, wann genau dein Wanderweg dich wieder nach Hause führen wird, aber du weißt, dass du noch bei Tageslicht dort ankommen wirst.

Du gehst beschwingt.

Und wieder ertönt aus deinem Mund ein Lied. Es ist ein anderes als auf dem Hinweg.
.....

Verspielt sein

Kannst du dein Leben als Spiel sehen?
Kennst du dein inneres Kind?
Wie spielerisch gehst du Aufgaben an?
Ist das Sein ein Spiel?
Ist im Verspielt sein auch Ernsthaftigkeit?

Was hält uns ab, genau das zu sein? Verspielt. Als wir geboren wurden und unsere Welt entdeckten, war alles gleich gut, alles gleich wichtig, alles gleich interessant. Alle Menschen, die uns begegneten, waren spannend, weil sie unterschiedlich waren. Diese Unterschiedliche haben wir neugierig betrachtet, wir haben unsere Erfahrungen gesammelt wie auf einer Entdeckungsreise. Alles wie im Spiel. Erst später kamen Bewertungen hinzu, in der Regel waren es Urteile, die von anderen kamen und dir wir als eigene übernommen haben. Das Spiel war zu Ende. Der Ernst des Lebens hatte Einzug gehalten.
Natürlich ist es wichtig, dass all das passiert, es ist der Lauf der Zeit, aus der Jugend lernen wir und die Erfahrungen des Lebens machen uns weise. Und doch steht in der Bibel, werdet wie die Kinder, denn nur sie werden ins Himmelreich eintreten. Irgendetwas muss wohl wichtig sein am Spielerischen, was nur die Kinder auszeichnet und was uns letzten Endes dem Himmel nahebringt. Weißt du, was es ist? Versuche in der nächsten Zeit, dein Leben spielerischer anzugehen, vielleicht siehst du dann Einiges aus einer neuen Perspektive.

Meditation

Suche dir einen ruhigen Platz, an dem du für eine Weile nicht gestört wirst. Das kann eine Bank an einem schönen Ort sein oder dein Lieblingssessel, von dem aus du in ein Kerzenlicht schauen kannst. Du wirst schon wissen, wo du dich gerne aufhältst. Und vielleicht hast du längst bei dir zuhause einen Platz,

an den du dich zurückziehst, wenn du ganz bei dir sein möchtest. So wie jetzt.
Du kannst deine Augen schließen, aber du musst es nicht.
Vielleicht hast du tatsächlich eine Kerze angezündet und schaust in das Kerzenlicht.
Vielleicht geht dein Blick auch direkt auf eine ruhige Wasserfläche, auf der du mit deinem Blick kleinen Wellen folgen kannst.
Oder du beobachtest den Windzug, der eine leichte Bewegung in den Blättern eines Baumes erzeugt.
Bleibe mit deinem Blick dort, wo du gerade bist.
Und verweile da. Es ist so, als wenn du deinen Blick starr werden lässt und gleichzeitig tief in dich eintauchst.

Deine Erinnerung lässt Bilder an deinem inneren Auge vorbeiziehen, die dich wehmütig werden lassen.
So lange ist es her, dass du wie ein Kind durch dein Leben gehüpft bist, dass du dich gefreut hast, weil du aufgewacht bist und der Duft von Pfannkuchen das Haus erfüllt hat.
Und vor dem Einschlafen hast du den nächsten Tag herbeigesehnt, weil du dich auf die Verabredung mit deiner Freundin gefreut hast. Ihr wolltet etwas tun, was ihr beide am liebsten mögt.
Und du weißt gleich, was es war und wie es sich angefühlt hat, genau dies zu tun.
Du hast dir damals keine Gedanken gemacht, was dabei herauskam, einfach, weil du es leicht und locker, eben spielerisch, getan hast.
Dein ganzes Leben war noch wie ein großer Spielplatz, den du für dich entdeckt hast. Vielleicht auch wie ein bunter Malkasten, aus dem du dir deine Lieblingsfarbe gemischt hast. Dabei hast du dich ausprobiert, weil du manchmal gar nicht wusstest, wie das Mischen der Farben genau funktioniert. Aber es war spannend und aufregend, alles zu probieren, bis du erreicht hattest, was du dir vorgestellt hast. Und manchmal ist etwas Neues und Unerwartetes dabei herausgekommen.

Toll war das.
Und voller Leichtigkeit.
Wie gerne erinnerst du dich an diese Zeit, so wie jetzt.

Und ganz nebenbei hat sich etwas in dir bemerkbar gemacht, dem du weiter nachspüren magst.
Es ist ein inneres Wissen, dass ein klein wenig mehr Verspieltheit deinem jetzigen Alltag guttun würde. Weil sie neben der notwendigen Ernsthaftigkeit auch eine Leichtigkeit mit in dein Leben bringen würde, die den nötigen Ausgleich schafft, um zufrieden und glücklich zu sein. Mit dir und dem Leben.

Du möchtest dich daran erinnern, wenn du mal wieder das Leben viel zu ernst betrachtet hast.

Spüre nach.

Würde

Wenn es würdevoll gibt, gibt es dann auch würdeleer?
Wer in deinem Leben möchte würdevoller behandelt werden?
Gehst du würdevoll mit dir selbst um?

Die Würde des Menschen ist ein Grundrecht. Was bedeutet es genau, dich und andere würdevoll zu behandeln? Wann ist deine Würde oder die eines anderen nicht mehr sichergestellt?
Versuche, deine eigenen Kriterien zu entwickeln. Überlege auch, ob du dich in diesem Moment voller Würde behandelst? Und mit welchen Gedanken bist du zurzeit beschäftigt? Sei ehrlich, wie oft bist du voller Ablehnung und Verurteilung dir selbst und anderen gegenüber? Ist das würdevoll? Nimm dir Zeit für die Überlegung, ob das Hereinnehmen von Würde ein Problem/Thema deines Lebens in ein anderes Licht tauchen würde.

Meditation

Du sitzt am Bett deiner Mutter.
Eine ganze Weile sitzt du schon dort und beobachtest, wie sie schläft.
Nie hättest du für möglich gehalten, deiner Mutter so lange beim Schlafen zuzuschauen. Wahrscheinlich denkt man nicht an so etwas, bis es passiert. Dann beobachtet nicht mehr die Mutter ihre Kinder, sondern es ist andersherum. Das Kind, das längst erwachsen ist, begleitet die eigene Mama.
Ihr Atem geht stoßweise, rund und flüssig hört er sich nicht an. Sie scheint sich anzustrengen beim Atmen. Aber du weißt es nicht genau, überhaupt hast du höchstens eine Ahnung, wie es ist, wenn es einem so geht wie ihr jetzt.
Schon lange ist sie nicht mehr ansprechbar, gegessen hat sie seit mehreren Tagen nichts, getrunken wenig. Du weißt, was das bedeutet.

Lange wird sie nicht mehr hier verweilen, auf dieser Erde. Und deswegen verbringst du so viel Zeit wie möglich bei ihr, und das fällt dir nicht immer leicht.
Manchmal musst du den Raum verlassen, manchmal musst du sogar ganz gehen. Zu stark sind die Gefühle, die dich bewegen. Aber du möchtest für sie da sein und sie nicht alleine lassen, das ist für dich ganz sicher.
Und so tust du dein Bestes.
Heute hast du dir ein Buch mitgebracht, in welchem du zwischendurch lesen kannst, wenn ihr Atem ruhig geworden ist und du nicht das Gefühl hast, dass du ihr helfen und die Krankenschwester rufen musst.
So wie jetzt.
Eben war sie kurz wach, sie hat dich angeschaut, du hast ihre Hand gehalten und ihr gesagt, wie lieb du sie hast.
Ich habe dich auch lieb, hat sie geantwortet, und dann ist sie wieder eingeschlafen.
Jetzt scheint ihr Atem ruhiger, so dass du ein paar Zeilen lesen kannst in deinem Lieblingsbuch.

„Ich habe jeden liebevollen Gedanken, den du jemals dachtest, für dich aufbewahrt...“.[1]

An diesem Satz bleibst du hängen.
Wie schön diese Vorstellung ist.
Und noch schöner wäre es, wenn du nur liebevolle Gedanken gedacht hättest.
Wie oft ist das nicht der Fall gewesen, wie oft hast du dich mit deiner Mutter gestritten und ihr verletzende Sätze an den Kopf geworfen. Im Rückblick bereust du es.

Wie gerne würdest du die Zeit zurückdrehen und einige bedeutende Situationen anders gestalten.
Jetzt geht es nicht mehr. Das Einzige, was du tun kannst, ist, ihre Hand zu halten und bei ihr zu sitzen.
Du spürst, wie innig eurer Verhältnis geworden ist über die letzten Wochen, es scheint fast bedeutungslos geworden zu sein, über die Vergangenheit nachzudenken.

---

[1] Kurs in Wundern, Textbuch

Das Jetzt ist so vollständig.

Und doch schweifen deine Gedanken immer wieder zurück. Als wenn du dazu gedrängt wirst, zu Lebzeiten Frieden zu schließen und dich auszusöhnen mit den Gedanken deiner Vergangenheit. Dir fällt eine entscheidende Szene ein, in der du sehr ungerecht zu deiner Mutter gewesen bist. Du hast ihr unschöne Dinge gesagt und sie verletzt. Dass du sie verletzt hast, hast du gesehen an ihren Augen und gespürt an ihrer Reaktion. Und sie hat es ausgehalten wie so Vieles, was Mütter aushalten.

Wenn du es jetzt nochmal anders machen könntest, was würdest du sagen? Wie würde die Situation dann aussehen?

Du schaust dir die Szene nochmal an, mit liebevollen Augen, mit liebevollen Gedanken.
Und du siehst eine Mutter, die ihr Bestes gibt für ihr Kind. Und auch, wenn sie nicht immer alles richtig gemacht hat, wollte sie stets das Beste für ihr Kind.
Und du siehst *dich*, der einen weisen Rat nicht haben wollte, weil du deine eigenen Erfahrungen sammeln wolltest. Und das durfte sein. Sie hat dich gelassen, wie du damals warst. Du aber wolltest sie ändern und hast sie beschimpft, weil du nicht mochtest, was sie sagte. Du hast dich klein gefühlt neben ihr. Ohne Grund.

Mitgefühl steigt in dir hoch für euch beide.

Mit liebevollen Augen schaust du sie an, schaust du dich an.

„Es tut mir leid, ich war es, der dir und mir Leid zugefügt hat", denkst du in Gedanken.

Du verabschiedest dich aus dieser Szene.

Deine Mutter wacht für einen kurzen Moment auf und schaut dir in die Augen.
Ich habe dich lieb, sagt sie. Dann dreht sie sich um.

Ein allerletzter Ausatemzug und sie verlässt ihren Körper.

Es scheint, als wenn ein Faden abgeschnitten wurde, der jetzt langsam wieder hochgezogen wird. Ein allerletzter Ausatemzug und ein Leben geht zu Ende.

Irgendwo beginnt ein Neues.

Sie sieht jetzt anders aus. Sie wirkt wie ein Haus, in dem kein Leben mehr wohnt.

Aber eure Verbindung, die aus liebevollen Gedanken besteht, ist geblieben.

Nach einer Ewigkeit, in der du einfach nur dagesessen hast, steht du auf und gehst auf den Balkon. Ein Regenbogen zieht in seiner ganzen Pracht und vollen Größe über den Horizont.

Was für ein Wunder die Schöpfung ist.

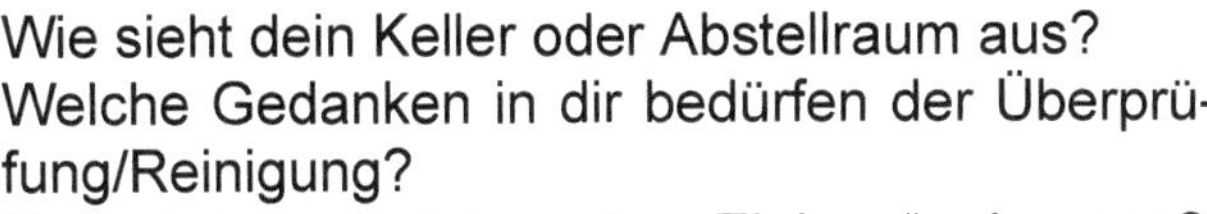

Reinigung

Wie sieht dein Keller oder Abstellraum aus?
Welche Gedanken in dir bedürfen der Überprüfung/Reinigung?
Kannst du im Reinigen das „Einigen“ erkennen?

Die meisten Menschen sind sich darin einig, dass Aufräumen bzw. Reinigen keinen Spaß machen, aber dass das Gefühl, das nach der Reinigung entsteht, sehr angenehm ist. Wir müssen uns oft aufraffen, um aufzuräumen, aber wenn wir es dann geschafft haben, sind wir glücklich. Wir spüren sofort, dass sich die Räume angenehmer anfühlen, die Energie besser fließt. Wir fühlen uns zudem energetisch aufgeladen, wenn wir „gründlich reine gemacht haben“. Dieses Reinigen kann im Innen wie im Außen geschehen. In der Regel vollzieht sich beides parallel und jeder beginnt an der Stelle, wo er sich am Wohlsten fühlt. Einige ziehen sich zurück und überprüfen ihre Gedanken, bevor sie im Außen etwas verändern, die anderen putzen die Fenster, um im Außen wie auch im Inneren klarer zu sehen.
Wo bedarf es bei dir der Reinigung und welches Ziel könntest du mit dem Reinemachen anstreben?

Meditation

Vielleicht hast du den Impuls, sofort mit dem Aufräumen zu beginnen und reinen Tisch zu machen. Vielleicht hast du aber auch ein schlechtes Gewissen, weil du längst hättest aufräumen wollen.
Erlaube dir, so zu fühlen, wie du jetzt fühlst.
Und stelle Handlungsimpulse für einen Moment zur Seite. Hektisches oder überstürztes Handeln hat noch keinem geholfen. Nutze eher die Möglichkeit, zunächst zur Ruhe zu kommen und aus dieser Entspanntheit heraus zu prüfen, wo es bei dir der Reinigung bedarf.

Nimm deine Atmung zur Hilfe, denn mit der Atmung kannst du bereits jetzt beginnen, Altes, Verbrauchtes, Schlacken und nicht mehr Benötigtes aus deinem Körpersystem hinaus zu atmen.
Sogar belastende Gedanken und Gefühle kannst du in die Ausatmung hineingeben.
Dabei stellst du dir einfach vor, dass mit jedem Ausatemstrom das, was du nicht mehr haben möchtest oder was dich belastet, deinen Körper verlässt.

Spüre die Erleichterung, die entsteht, wenn du dir erlaubst, alles abzugeben, was die Reinheit in dir stört.

Und nimm dir die Zeit, die du brauchst, bis du ein erstes Gefühl der Entlastung und des Loslassens in dir wahrnehmen kannst.

(Pause)

Bleibe mit deiner Aufmerksamkeit noch so lange bei deiner Atmung, bis du sie vergessen hast. Du darfst sicher sein, dass dein Körper dann selbst für den nötigen Atemstrom sorgt.

Lenke jetzt deine Aufmerksamkeit auf jene Bereiche in deinem Leben, von denen du denkst, dass sie der Reinigung bedürfen. Das kann dein Haus oder deine Wohnung sein, deine Gedanken und auch deine Glaubenssätze. Es kann auch sein, dass du schon längst deinen Freundeskreis überprüfen wolltest.
Wähle den Bereich aus, der dir jetzt am wichtigsten ist, und beschäftige dich mit den anderen später. Du wirst dich an sie erinnern, wenn es wichtig für dich ist.

Diesen von dir ausgewählten Bereich betrachtest du näher. Schau dir alles an, was unsauber oder unordentlich ist, was unsortiert ist und schon lange danach ruft, von dir gereinigt zu werden.
Betrachte auch deine Gefühle, die entstehen, wenn du dir all das anschaust. Es kann sein, dass es sich nicht wirklich angenehm anfühlt, und es ist wichtig, dass du dir erlaubst, diese Gefühle in ihrer Intensität wahrzunehmen.
Bleibe für eine Weile bei dieser intensiven Betrachtung.

Im Anschluss beginnst du damit, aufzuräumen.
Dafür entfernst du Gegenstände aus deinem inneren Bild, oder du sortierst gedanklich Freundschaften. Du führst vielleicht auch Gespräche, die dringend geführt werden müssen, vielleicht beginnst du, deine Fenster zu putzen oder deine Ordner zu sortieren, zu waschen, wegzuschmeißen, wegzugeben all das, was du nicht mehr brauchst. Vielleicht überprüfst du auch Gedanken und Glaubenssätze und stellst fest, dass einige einfach nicht mehr zu dir passen.

Nach und nach wird sich vor deinem inneren Auge ein neues Bild entwickeln.
Du weißt, wann es fertig ist, und nur du weißt, wann es sich für dich gut anfühlt.

(Pause)

Nimm dir Zeit und spüre die Reinheit in dir.

Vielleicht bemerkst du dann wieder deine Atmung, weil du ein oder mehrere Mal geseufzt hast.

Genieße noch für eine Weile dieses Gefühl.

Übertrage das Erlebte auf deinen Alltag, wenn du magst und dich bereit dafür fühlst.

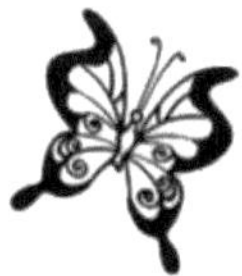

Trost spenden

Wie sieht es mit deiner Spendenbereitschaft aus?
Nur zu trösten, ist das einfach oder schwer für dich?
Wer möchte von dir getröstet werden und warum?

Trost zu spenden beinhaltet die Bereitschaft, sich ganz auf jemanden einzulassen. Dieser Jemand kannst auch Du sein. Dieses Einlassen bedeutet, dass es für dich ok ist, dass dieser Jemand so fühlt, wie er grad fühlt, und dass du es aushalten, ja sogar begleiten kannst. Du signalisierst, dass du voller Vertrauen bist in das Schicksal, so wie es sich zeigt, in die Selbstheilungskräfte deines Gegenübers oder deiner selbst, und voller Gewissheit, dass sich das Leben mit einer bestimmten Botschaft zeigt. Diese Botschaft gilt es zu finden, aber vorher bist du einfach nur da, um zu trösten. Bis alle Tränen geweint und getrocknet sind.

Meditation

Mit gemischten Gefühlen machst du dich auf den Weg. Natürlich ist dieser Weg auch symbolisch gemeint, denn zeitgleich begibst du dich innerlich auf die Reise. Eine Reise, die am Ende immer zu dir führt, aber das weißt du manchmal nicht, wenn du los gehst.
Gemischt empfindest du deine Gefühle, weil sich dein Leben im Moment wie ein Farbkasten voller intensiver Farbtöne anfühlt. Viele Gefühle hast du heute schon in dir verspürt, und alle fühlten sich so intensiv an, dass du das ein oder andere nicht wirklich haben wolltest. Du hättest es zumindest etwas dezenter mischen wollen, wenn es dir möglich gewesen wäre.
Wut zum Beispiel scheint dich innerlich zu sprengen, und wenn du wütend bist, hast du Impulse, die dich zu Handlungen drängen, die du lieber nicht umsetzen möchtest. Und doch ist der Drang nach diesen Handlungen so stark. Und deswegen hast du

dich entschieden, loszugehen, einfach erst mal nach draußen vor die Haustür. Bereits der Entschluss tat dir gut.
Du hast Schuhe und Jacke angezogen und dann die Tür hinter dir zugeworfen. Mit eiligem Schritt bist du gestartet.
Schnell kommst du voran, ohne dir ein Ziel oder ein Zeitfenster gesetzt zu haben. Man könnte meinen, du rennst deinen Gefühlen davon. Aber du weißt, das funktioniert nicht. Sie kommen immer mit, sie sind sogar direkt hinter dir. Wie ein Schatten verfolgen sie dich, und sie abzuschütteln, ohne sie gewürdigt zu haben, hast du längst aufgegeben. Du weißt, dass du dich immer wieder deinen Gefühlen stellen musst.
Zunächst aber brauchst du emotionale Distanz, einen Abstand, um dir alle Gefühle in Ruhe anschauen zu können. Und diese Distanz verschaffst du dir, indem du deine Kraft in deine schnellen Schritte legst.
Du atmest tief ein und aus und genießt, die frische Luft des beginnenden Abends in deine Lungen zu ziehen und mit der Ausatmung alles aus den Lungen hinauszustoßen, was du nicht mehr benötigst.

Ein erstes Mal seufzt zu tief.

Dieses Seufzen löst ein leichtes Schmunzeln in dir aus, weil du weißt, dass jetzt ein wenig Entspannung in dir eingetreten ist.
Du lächelst in dich hinein, denn du siehst dich wie ein Kind, das eine Weile braucht, um sich zu beruhigen.

Ein erstes Mal schaust du dich bewusst um.
In kurzer Zeit bist du weit gekommen. So fühlt es sich jedenfalls an.

Vor dir liegt ein großer Spielplatz. Du betrachtest ihn.
Dich beeindruckt die Liebe zum Detail, die du überall wahrnehmen kannst. Zu Zeiten deiner Kindheit gab es so etwas nicht, ihr habt damals im Wald gespielt, und der bot unendlich viele Möglichkeiten.

In Gedanken versunken schaust du dir das rege Treiben an. Kinder, Eltern, gedeckte Tische und munteres Geplauder.

Du suchst dir eine nahegelegene Bank, die dir einen guten Blick auf das Geschehen eröffnet.
Dein Blick schweift über den Platz und die verschiedenen Spielgeräte.
An einer Schaukel siehst du zwei Kinder. Das eine schaukelt hoch und weit hinaus, das andere probiert sich noch aus. Sehnsüchtig schaut es zu seinem Nachbarn, der so spielendleicht in die Lüfte fliegt.
In dir regt sich der Impuls, zu ihm zu gehen und zu fragen, ob du helfen darfst.
Ob es sich freuen würde?
Oder würde es sich erschrecken, weil es dich nicht kennt?
Vielleicht möchte es gar keine Hilfe, weil es dann nicht selbst vorankommen würde?
Du bleibst in deinen Gedanken versunken.

Dann nähert sich die Mutter, und sie berührt ihr Kind liebevoll an der Schulter. „Möchtest du, dass ich dir Anschwung gebe?“, fragt sie.
Das Kind nickt und lächelt.
Kurze Zeit später schaukelt es allein. Stolz sieht es aus.

Dann zieht aus einer anderen Richtung lautes Geschrei deine Aufmerksamkeit auf sich.
Wieder entdeckst du zwei Kinder, die sich um einen Platz auf einem kleinen Karussell streiten. Über den Streit haben sie fast vergessen, was sie eigentlich wollten. Sie hauen sich und schubsen, bis die Eltern einschreiten.

Du beobachtest, dass die Mutter eines der Kinder ihr Kind sanft, aber doch deutlich aus der kindlichen Prügelei zieht. Das Kind versucht sich zu wehren, aber noch ist es nicht stark genug. Es möchte weiter hauen und um sich schlagen. Es wirkt sehr wütend. Und so bekommt die Mama einen Schlag ab.
Diese scheint ernst, aber dem Kind nicht wirklich böse zu sein, aie hält es bestimmt und fest im Arm, bis seine Bewegungen ruhiger werden und die Wut verraucht ist.
Das dauert.

Nach einer Weile beginnt das Kind zu weinen.

Die Mutter hält es weiter in ihren Armen.
Bis es sich ganz beruhigt hat.

Nach der Wut kommt die Traurigkeit, beides in Liebe gehalten, denkst du.

Du atmest einmal durch, weil du bemerkst, wie intensiv du mitfühlst und in diesem Bild versunken bist. Es ist, als wenn deine eigene Wut getröstet wurde.
Tief hast du dich fallen lassen in imaginäre Arme, die dich gehalten haben, erst fest, bis die Wut verraucht war, und dann sanft. Als wenn du in dir selbst gehalten wurdest.

Du verabschiedest dich auch von dieser Szene. Du möchtest nach Hause gehen.
Friedlich fühlst du dich.
Lachende Kinderstimmen klingen in deinem Ohr und begleiten dich noch für eine Weile auf deinem Rückweg.

Du bist still und genießt.
...

Wahrhaftigkeit

Haftest du an deiner Wahrheit?
Kannst du die Wahrheiten anderer als gleich-gültig mit deiner Wahrheit ansehen?
Bedeutet Wahrhaftigkeit, dass du Recht hast?
Kannst du immer wahrhaftig sein?

Wenn wir an der einen Wahrheit haften würden, die wir alle teilen, dann wäre sicher alles gut. Diese Wahrheit besagt: Du bist, wie Gott dich schuf! Du bist reine Liebe, vereint mit deinem Schöpfer! In der Regel haben wir das vergessen, es scheint uns auch bisweilen zu groß und mächtig zu sein. Und so werden wir eigenmächtig, leider oft im destruktiven Sinne. Wir stellen uns gegen uns, gegen andere, gegen Gott. Wir haben verlernt, zuzuhören, zu verstehen, im Einklang zu sein, zu vergeben.
Lerne wieder, dir selbst zu vergeben für alle Unversöhnlichkeiten, alle Fehler, alle Rechthaberei. Und beginne, deine ureigene Wahrheit nach außen kundzutun. Diese Wahrheit erkennst du daran, dass sie positiv ist, konstruktiv und voller Demut.

Meditation

Was ist Wahrheit?
Mit dieser Frage im Kopf schließt du deine Augen und atmest das erste Mal tief durch. Längst weißt du, dass diese Frage nicht so einfach zu beantworten ist.
Wie oft schon hast du etwas für wahr gehalten, was sich später als Illusion entpuppt hat.
Wie oft schon hast du jemandem geglaubt, und später hast du erfahren, dass Nichts davon stimmte, was er sagte.
Wie oft schon hast du gedacht, deine Wahrheit gefunden zu haben, bis sich einige Zeit später diese Wahrheit nicht mehr stimmig angefühlt hat.
Und nochmal atmest du tief durch.

Im Grunde ist dir längst klar, dass es einem Anhaften gleichkommt, wenn man nicht bereit ist, in Erwägung zu ziehen, dass die Wahrheit, an die man glaubt, gar keine oder nur eine subjektive ist.
Deine Ausatmung vertieft sich.
Ein Seufzen kommt dazu. Es entlastet.
Du fühlst dich entlasteter.
Und wieder gleicht es einem Loslassen. Du kennst dieses Gefühl und du magst es, weil es erleichternd wirkt. Weil du nicht mehr festhalten musst an etwas, von dem du nicht wirklich wissen kannst, ob es stimmt. Und das hast du schon öfter erlebt.
Immer dann, wenn du erkannt hast, dass jemand anderes mit seiner Wahrheit auch überzeugen konnte.
Immer dann, wenn du deine Wahrheit hinterfragt hast.
Ein anderes Gefühl kam in solchen Situationen dazu.
Es war ein Gefühl von Verbundenheit mit dem anderen. Es hat sich sehr friedlich angefühlt.
Ihr wart plötzlich nicht mehr allein mit eurer subjektiven Wahrheit.
Ihr wart beide bereit loszulassen und sich zu öffnen für die Wahrheit des anderen.
Das hat verbunden und ein Gefühl von Frieden ausgelöst.

Noch einmal atmest du tief aus und entspannst dich weiter.

Wie angenehm es sich anfühlt, loszulassen und sich zu verbinden. Zu verbinden mit der Möglichkeit, dass es eine viel tiefere Wahrheit gibt, die uns alle vereint.
Sie lässt uns friedlich und liebevoll werden in dem Wissen, dass wir alle Menschen sind, die Fehler machen und verzeihen können, die eine subjektive Wahrnehmung haben, und die nur zusammen eine Wahrheit finden können, die auf Gleichheit beruht.

Nimm dir deine Zeit, um dieser Wahrheit nachzuspüren.
...

Verantwortung

Wer oder was wartet auf deine Antwort?
An wen möchtest du dein Wort richten?
Trägst du gerne Verantwortung?
An wen solltest du Verantwortung abgeben?
Welche möchtest du übernehmen?

Eine Antwort und ein Wort liegen im Wort Verantwortung. Aber wem antwortest du? Und mit welchem Wort? Für die Antwort auf diese Fragen müsstest du zunächst wissen, wer eine Frage gestellt hat und ob diese Frage auch an dich gerichtet war? Zudem müsstest du wissen, ob du immer genau hinhörst, damit du dann auch Fragen erkennen kannst, die an dich gerichtet sind. Und schon sind wir bei der Bedeutung von Verantwortung gelandet. Und die beginnt immer bei uns selbst. Übernimmst du Verantwortung für dich selbst, dann hörst du dir und anderen zu, triffst besonnen und achtsam Entscheidungen, und du stehst zu deinen Entscheidungen, Handlungen und auch Fehlern. Ein Fehler könnte zum Beispiel sein, dass du zu viel Verantwortung für andere Menschen übernommen hast. An diesen oder diese Menschen könntest du dein Wort richten und Verantwortung zurückgeben. Vielleicht gibt es auch Menschen, die Verantwortung für dich übernommen haben. Überprüfe also, was für dich stimmig ist, was du vielleicht auch tun musst, damit es stimmiger wird. Übernehme dann Verantwortung für dich und deine Entscheidungen.

Meditation

Entscheide dich bewusst dafür, Verantwortung für dich zu tragen und eine kleine Weile ganz alleine mit dir zu verbringen.

Vielleicht bist du dir der Schwere dieser Entscheidung bewusst, vielleicht ist die Schwere auch durch den Text entstanden und

durch die Assoziationen, die sofort vor deinem inneren Auge entstanden sind.
Du darfst dazu stehen, dass du vielleicht lieber etwas anderes gelesen hättest, etwas, das für dich mehr Leichtigkeit ausgestrahlt und nicht die Schwere des Schicksals so unübersehbar vor dein inneres Auge gelegt hätte.
Ja, du empfindest dein Leben manchmal als schwer, vielleicht auch manchmal als ungerecht, weil es scheint, dass andere Menschen weniger Verantwortung tragen müssen, dass sie es irgendwie leichter haben.

Haben wir nicht alle schon solche Gedanken gehabt?

Es scheint, dass wir uns damit abfinden sollten, dass wir das Leben manchmal als schwer empfinden, gerade weil das Leben an sich immer mit Verantwortlichkeiten zu tun hat.
Ob wir sie wollen oder nicht, sie erreichen uns früher oder später unübersehbar. Und vielleicht ist das auch gut so, denn dieses Vielleicht lenkt deine Aufmerksamkeit jetzt auf das Schöne, was die Verantwortung auch mit sich bringen kann.

Erinnere dich zurück an die Zeit deiner Kindheit und zu Momenten, in denen du dich danach gesehnt hast, erwachsen zu sein.
Endlich tun und lassen zu können, was du willst.
Niemanden mehr nach Erlaubnis fragen zu müssen, endlich frei zu sein.
Du hast dich danach gesehnt, deine eigenen Entscheidungen treffen zu dürfen, nur auf dich zu achten und deinen Weg zu gehen.
Erinnerst du dich daran?

Damals hast du dich danach gesehnt, deinen Weg zu gehen.

Ganz freiwillig wolltest du eigenverantwortlich sein.

Es war etwas sehr Schönes und Erstrebenswertes, auch wenn du vielleicht erahnen konntest, dass nicht immer alles leicht sein würde.

Und vielleicht magst du jetzt für dich prüfen, ob du noch auf diesem Weg durch dein Leben gehst.
Es ist ein Zeichen für Selbstverantwortung, wenn wir hin und wieder prüfen, ob wir noch auf unserem Weg sind, für den wir gerne Verantwortung tragen wollen.
Spüre nach.

(Pause)

Spüre auch nach, was du an Verantwortung abgeben könntest, weil es nicht die deine ist. Die Impulse dazu kommen automatisch, wenn du dich mit deinem eigenen Weg beschäftigst. Also lass sie in dein Bewusstsein steigen, auch wenn damit verbunden ist, dass du jemandem Verantwortung zurückgeben musst. Du wirst es schaffen, wenn die Zeit dafür gekommen ist.

Jetzt nimmst du dir die folgende Zeit, um nachzuspüren, was sich in dir zu all den Verantwortlichkeiten regt.

(Pause)

Kehre erst dann in deinen Alltag zurück, wenn du dich bereit dafür fühlst. Folge deinen Impulsen.

Dienen

Wieviel Dienen ist in deinem Tun enthalten?
Braucht es Demut für dein Dienen?
Wie dienlich ist dir dein Tun?

Das Dienen oder die Dienstleistung an anderen ist oft negativ behaftet oder wird als gering bewertet. Die Dienstleistung an anderen wird oft auch schlecht bezahlt. Deswegen mögen wir sie nicht. Wir orientieren uns eher am Höherstreben, Chef sein, viel Geld verdienen, Kontrollieren, Regieren, Macht haben. Und wieder einmal gilt es, Gegensätze zu vereinen. Denn das Regieren kann auch ein Dienen sein, ein Dienen, das seine Ausrichtung von einer höheren Absicht erhält. Welcher Absicht dienst du? Ist es die höchste, die für dich vorgesehen ist? Vielleicht sogar die höchste, die möglich ist?

Meditation

Beginne wahrzunehmen, wie schön es ist, nichts zu tun. Einfach nur dazusitzen, vielleicht zu liegen, auf eine Kerze zu schauen oder in ein Kaminfeuer, die Augen zu schließen und dich in eine Welt zu träumen, die friedlich ist.
Nur du allein weißt, was für dich wichtig ist, damit so ein Gefühl entstehen kann.
Und wenn du noch eine Weile brauchst, dann nimm dir die Zeit. Atme tief ein und aus und mit jeder Ausatmung sinkst du tiefer in dieses friedliche Gefühl hinein.
Vielleicht bist du in einer bezaubernden Landschaft, vielleicht bei dir zuhause am Meer, vielleicht reicht auch der Duft einer Kerze, die nach Vanille und Zimt riecht, um dich entspannt fühlen zu lassen.
Dieses Gefühl nimmst du mit, wenn du dich jetzt auf eine gedankliche Reise machst. Du musst keine Sorge haben, denn du wirst nur Beobachter sein. Nichts Schlimmes wird passieren. Atme weiter ein und aus und bleibe ganz entspannt.

Vor deinen Augen entsteht eine Szene aus dem Alltag einer Familie. Du kennst sie nicht und deswegen beobachtest du sie sowohl interessiert als auch mit der nötigen Distanz.
Du siehst eine Frau, wie sie in der Küche steht und das Frühstück vorbereitet. Bevor sie den Tisch decken kann, muss sie die Reste abräumen, die vom Abendessen liegengeblieben sind. Auch der Abwasch ist noch zu tun.
Es dauert eine längere Weile, bis sie mit allem fertig ist.

In dir entstehen unterschiedliche Gefühle, die sich nicht alle angenehm anfühlen können.
Auch Gedanken und Bewertungen kannst du in dir wahrnehmen.
Nimm dir einen Moment Zeit, um diese zu sortieren.

Dann richtest du deinen Blick wieder auf die Frau, denn es gibt etwas, das dich bereits vorhin fasziniert hat. Sie strahlt eine Ruhe und Ausgeglichenheit aus, die dir fast fremd anmutet.
Sie tut einfach ihre Arbeit.
Sie hat ein Lächeln auf ihrem Gesicht, und wenn du genau hinhörst, summt sie sogar leise ein Lied vor sich hin.
Sie scheint sehr zufrieden zu sein. Im Frieden mit dem, was ist.

Bald ist der Tisch gedeckt. Orangensaft, Marmelade, Croissants, sogar Rührei steht bereit.
Noch ist es ruhig, die Kinder schlafen vielleicht noch eine Weile.
Sie setzt sich.
Der Kaffee ist fertig und dampft in ihrer Tasse.

Die ganze Zeit über war sie ihrer Familie dienlich, und gleichzeitig hat sie sich selbst gedient. Weil sie es gerne tut, mit dem zufrieden zu sein, was getan werden muss. Morgen wird es vielleicht anders sein, wenn sie früh zur Arbeit aus dem Haus muss. Vielleicht wird jemand aus der Familie diese Arbeiten übernehmen. Vielleicht auch nicht. Jeder dient dem anderen so gut er kann. Und wenn er sich selbst dienlich sein will, dann wird er gut daran tun, zu lernen, mit dem in Frieden zu sein, was getan werden muss.

Spüre nach, solange du kannst.

Harmonie

Was ist das Gegenteil von Harmonie, ist es Aggression?
Ist manchmal Schein in deiner Harmonie?
In welchem Lebensbereich darfst du mehr auf Harmonie achten?
In welchem vielleicht auf weniger?
Was siehst du als Voraussetzung für Harmonie in deinem Leben?

Harmonie wünscht sich jeder. Du sicher auch. Aber was bist du bereit zu tun, um Harmonie in deinem Leben zu etablieren? Harmonie beinhaltet einen Ausgleich von Gegensätzen, denn sonst wäre es nicht harmonisch. Harmonie entsteht somit erst aus der Gegensätzlichkeit des Lebens. Respektierst du alle Gegensätze? Bist du bereit, dir Meinungen anzuhören, die deiner eigenen nicht entsprechen? Wieviel Toleranz bringst du auf für Standpunkte Anderer, die von deinem abweichen?
Gegensätze, die der Ausgleichung bedürfen, bestehen auch in uns selbst. Zum Beispiel wollen sich Aktivität und Passivität die Waage halten, wollen weibliche und männliche Eigenschaften harmonisch zusammenarbeiten, will Lautes und Leises seinen Platz haben.
Überprüfe für dich, ob die Gegensätze, die dir jetzt einfallen, in einem harmonischen Gleichgewicht sind, oder ob es etwas in dir gibt, was du gut und gerne wegdrängst und damit zu wenig beachtest.

Meditation

Vielleicht fühlst du dich zurzeit ein wenig unrund und noch nicht so ausgeglichen, wie du es dir ersehnst. Das passiert oft, wenn unsere Vorstellungen nicht den Realitäten entsprechen. Und jetzt ist es eben Unausgeglichenheit, die du fühlst.
So ist es eben.

Versuche zunächst, sie zu respektieren, wie sie ist. Und schon kannst du spüren, dass es sich ein wenig harmonischer in dir anfühlt, einfach nur, weil du das Unrunde auch willkommen heißt.
Entspanne dich.
Lass alles, wie es ist.

Du reist in Gedanken zu einem kleinen Kaminzimmer. Dort steht dein Lieblingssessel. Er ist so, wie du ihn dir immer vorgestellt hast.
Er hat eine wunderbare Lehne. Du kannst deine Beine ausstrecken und deine Arme an den Seiten bequem ablegen. Die Kissen sind dick und weich, angenehmer geht es kaum. Es ist ein Genuss für dich, dich einfach in diese Kissen fallenzulassen.

Dann schaust du dich um und dein Blick wandert nach vorne, hin zum Kamin. In ihm lodert ein Feuer und du beginnst, die Flammen zu beobachten. Es scheint, als wenn jede einzelne von ihnen ihren eigenen Tanz aufführt, und doch tanzen sie alle zusammen. Mal ist das Feuer stark, und dann verebbt es eine Weile, bis das darunterliegende Stück Holz genug Feuer gefangen hat.
Du beobachtest das Schauspiel der tanzenden Flammen.
Große und kleine wechseln sich ab.
Du spürst die Wärme in deinem Gesicht und fühlst dich rundum wohl. Dir fehlt es an Nichts. Und genau deswegen kannst du es wagen, über dein Leben im Allgemeinen nachzuspüren.
Nicht oft nimmst du dir Zeit, einfach nur dazusitzen und deinen Gedanken nachzuhängen. Dennoch weißt du, wie gut es dir tut und wie wichtig es für dein Wohlbefinden ist. Einfach nur ins Feuer zu schauen und die Flammen zu beobachten, so wie jetzt. Sie streben nach oben, den ein oder anderen deiner Gedanken haben sie einfach mitgenommen, ohne dass du ihm weiter folgen konntest.
Es wirkt so entlastend, die Gedanken in die Flammen zu geben.

Und je mehr du deinen Blick im Spiel des Feuers verankert hast, desto weniger denkst du.
Fast denkt es gar nichts mehr in dir.

Eine lodernde Stille.

Bei all dem Aktionismus deines Lebens möchtest du dich an diese Ruhe erinnern, die du jetzt fühlst. Das weißt du schon jetzt.

Das Spiel der Flammen, die wohlige Wärme, das Verebben deiner Gedanken haben ganz nebenbei in dir eine harmonische Schwingung erzeugt.
Du möchtest versuchen, sie zu bewahren und auf Situationen zu übertragen, in denen du dich weniger ausgeglichen fühlst. Und es fällt dir schwer, in diesem Moment an solche Situationen zu denken. Es scheint fast, als wenn das Denken gar nicht nötig wäre, im Gegenteil. Ohne zu denken entsteht die Harmonie von ganz allein. Gegensätze gleichen sich aus. Weil alles sein darf, im Spiel der Flammen.

Bleibe hier, solange es für dich möglich ist.

Wunder

Ist Wundern positiv oder negativ?
Empfindest du dein Leben als Wunder?
Wie oft am Tag wunderst du dich?
Wäre das Gegenteil von dem, was du zurzeit denkst, ein Wunder für dich?

Das Leben als ein Wunder zu sehen und alles, was geschieht, als wundervoll zu erkennen, ist sicher das größte Wunder, das du dir wünschen kannst. In spiritueller Hinsicht gilt als Wunder, das Wirkliche vom Unwirklichen unterscheiden zu lernen, also zu erkennen, was wahr ist und was nicht.
Kurz zusammengefasst lautet diese spirituelle Wahrheit: alles, was sich verändert, ist unwirklich, alles, was unveränderlich ist, ist wirklich und damit wahr.
Hier ist natürlich eine der tiefsten spirituellen Ebenen angesprochen und nicht jeder tut sich leicht damit. Und dafür gibt es einen Grund. Unser Verstand kann es nicht begreifen, obwohl er sich so sehr nach Erklärungsmodellen sehnt. Aber weil er sich nach Erklärungen sehnt, befindet er sich auf einer anderen Ebene des Verstehens. Er ist irdisch. Hier aber geht es um eine Erkenntnis, die nahezu göttlich ist, denn es gilt zu erkennen, dass wir im Wesentlichen göttlich und damit unsterblich sind, also unwandelbar, ewig, glückselig, heil und in Frieden. Ein Wunder eben. Nichts ist von diesem Frieden ausgeschlossen. Wer zu dieser Erkenntnis gelangt ist, hat sicher das größte Wunder verstanden. Der erste Schritt dahin ist, genau den jetzigen Moment als wundervoll zu betrachten.

Meditation

Schließe deine Augen und komme zur Ruhe. Es ist eine himmlische Ruhe, die du anstrebst. Eine Ruhe, die dir alles gibt, was du dir wünschst.

Vielleicht dauert es noch ein wenig, bis du dich einlassen kannst auf die Vorstellung, in himmlischer Ruhe zu sein.
In einem Zustand, in dem alles in Ordnung ist, in dem kein Wunsch entsteht, ohne dass er nicht gleich erfüllt ist.

Und auch, wenn du es dir nicht vorstellen kannst, gibt es diesen Ort in dir. Dort ist es angenehm warm, du sehnst dich nach nichts, weil alles da ist, und irgendwie scheinst du sogar zu schweben.
Du spürst kein Gewicht, weder dein eigenes noch etwas, das du tragen musst. So leicht fühlst du dich dort.

Und du beginnst, diese Leichtigkeit zu erleben.
Du genießt sie sogar so sehr, dass du dir dessen schon bald nicht mehr bewusst bist.
Nichts ist mehr anstrengend, sogar das Atmen vollzieht sich ganz von allein.

Und nebenbei entsteht in dir ein neues Gefühl, was irgendwie auch alt ist, weil es dich erinnert an einen Zustand, der sehr lange her ist. So lange, dass du dich kaum noch erinnern kannst. Aber jetzt wird diese Erinnerung wieder spürbar. Du wunderst dich vielleicht ein wenig und fragst dich, warum du solange nicht daran gedacht hast.

Es ist eine himmlische Erinnerung.

Ein Sein, was ohne Schmerz ist, ohne Verlust, ohne Traurigkeit, ohne Trennung.

Ein All-Eins-Sein.

Allumfassend und ohne Grenzen.

Bis zu einem Moment.

Du erinnerst dich ganz deutlich. Ein Wunsch entstand in dir. Ganz plötzlich war er aufgeflammt. Du wolltest erleben, wie es sich anfühlt, Grenzen zu spüren, Erfahrungen zu machen, Ge-

fühle zu fühlen, zu lernen, und dann irgendwann wieder in diese Einheit zurückzukommen.
Diese Erfahrungen hast du dir als Wunder vorgestellt, und so hat es auch begonnen.
Als du das erste Mal das Licht der Welt erblickt hast, war alles ein Wunder. Das Licht, die Menschen, die Berührungen, der Blick deiner Mutter, die Wärme in ihren Armen.
Wundervoll war auch, satt zu werden, nachdem du Hunger gespürt hast, getröstet zu werden, nachdem du dir wehgetan hattest, Freunde zu finden, als du dich allein gefühlt hast, dich zu vertragen, nachdem ihr euch gestritten habt.

Alles war ein Wunder.

Bis du vergessen hast, das Wunder zu bemerken.

Die Erkenntnis macht dich traurig.

Jeden Moment könntest du als Wunder betrachten. Wie wundervoll es in dir atmet, wie wundervoll dein Körper funktioniert, wie wundervoll deine Finger arbeiten, Tag für Tag, wie wundervoll deine Füße dich tragen, wie wundervoll die Erfahrungen sind, die du machst. Wie wundervoll es ist, ein Mensch zu sein.

Deine innere Liste wird immer länger.
Du füllst sie weiter.

Nichtstun

Wie steht es um deine Balance zwischen Aktivität und Passivität?
Kannst du Nichts tun?
Wieviel von deinem Tun hat Nichts zum Ergebnis?

Wir tun uns oft schwer, wirklich nichts zu tun, zu sehr sind wir geprägt durch Leistungsdenken und dem Streben nach selbst- oder fremdgesetzten Zielen. Wenn wir nichts tun, vielleicht einmal die Seele baumeln lassen, haben wir oft ein schlechtes Gewissen, eben weil wir dem Anschein nach nichts tun. Aber ist das wirklich so? Ist dieses Nichts-Tun wirklich nichts? Oder ist es viel mehr, vielleicht sogar alles, was wirklich wichtig ist? Weil du nur im nichts tun wirklich bei dir selbst ankommen kannst, bei deiner Kraft, bei *deinen* Zielen?
Und wieviel von deinem Streben war erfolgreich?
Wie oft hast du schon gedacht, dass alles, was du getan hast, nichts gebracht hat?
Manchmal liegt es daran, dass die Balance verloren gegangen ist, ein Gleichgewicht zwischen Tun und Nicht-Tun, zwischen Arbeit und Erholung, zwischen Sprechen und Schweigen, zwischen Zusammen- und Alleinsein. Überprüfe das für dich!

Meditation

Schließe deine Augen und komme zur Ruhe. So heißt es oft am Beginn einer Meditation. Und vielleicht magst du bereits des Öfteren gedacht haben, dass es nicht leicht für dich ist, zur Ruhe zu kommen. Im Gegenteil, dieses Ruhig-Werden ist eine fast anstrengende Aufgabe. Manchmal denkst du vielleicht auch, dass du nicht richtig weißt, wie es eigentlich gehen soll.
Gut, dass du das erkennst und dir eingestehen magst. Denn das Eingestehen, das Akzeptieren dessen, was ist, ist der erste und wichtigste Schritt.

Spüre mal bewusst in dich hinein, ob du nicht schon jetzt ein klein wenig entspannter geworden bist, einfach, weil du dir erlaubt hast zu fühlen, wie schwer es für dich ist, ruhig zu werden. Und auch, wenn du noch viel Unruhe in dir spüren kannst, achte auf die kleinen Zeichen des Ruhiger Werdens in dir. Diese Zeichen bemerkst du daran, dass du deine Augen immer noch geschlossen hast und an deiner Bereitschaft, weiter zu meditieren. Du wirst dabei zum Beobachter deiner inneren Prozesse.
Und auch, wenn du viel Bewegung in deinem Inneren wahrnimmst, machst du doch nichts anderes als diese Bewegungen zu beobachten. Mehr tust du nicht.
Du beobachtest all deine Unruhe, deine Gedanken, deine Gefühle. Manchmal kannst du sie gar nicht greifen, weil sie unvollständig oder schnell vorbeigezogen sind, so dass sie nicht zu identifizieren waren.
Lass alles zu, vielleicht bemerkst du sogar schon jetzt eine heilsame Distanz zu all dem, was sich in dir zeigt. So flüchtig ist es doch.
Und jetzt wird dir klar, dass du in dir diese zweite Person installiert hast. Sie ist der Beobachter, und wenn du noch einmal deutlicher hineinspürst, ist dieser Beobachter sehr ruhig, und dabei sehr aufmerksam.

Er, DU, wirkt wie ein liebevoller Vater, eine liebevolle Mutter, die mit Weisheit auf das geschäftige Treiben eines Kindes schaut. Er, sie, DU tut dabei nicht viel, und doch bewirkt es so viel in dir.

In dir reift die Erkenntnis, dass du diesen inneren Beobachter zu jeder Zeit aktivieren kannst, wenn du Unruhe oder Aufregung empfindest, wenn du erschöpft bist oder nicht weißt, wie du eine Situation lösen sollst.
Erinnere dich dann an diese Erkenntnis, ziehe dich für einen Moment zurück und beobachte, was in dir geschieht. So kannst du jeder Zeit eine heilsame Distanz herstellen zu all der lebhaften Aktivität in dir.
Ein Teil in dir tut dann nichts, und gleichzeitig so viel Gutes.

Spüre nach.

Zufriedenheit

Bist du auf Frieden ausgerichtet?
Kannst du in jeder Lebenssituation Frieden finden?
In welche Angelegenheit solltest du mehr Frieden bringen?
Was ist dein wichtigstes Ziel?

„Warum auf den Himmel warten? Er ist heute da. Zeit ist die große Illusion." [2]
Dieser Satz ist ein Hinweis darauf, dass wir zu jeder Zeit und in jedem Moment Frieden finden könnten, wenn wir es denn wollen und uns ganz bewusst auf Frieden ausrichten. Also Zufriedenheit anstreben. Das ist leichter gesagt als getan. Denn die innere Bereitschaft macht den ersten und wichtigsten Schritt aus.
Bist du bereit für Zufriedenheit? Antworte ehrlich.
Es kann sein, dass es dir nicht leichtfällt zu antworten, weil du spürst, dass in deiner Antwort auch deine Verantwortung liegt. Das stimmt. Denn du könntest jetzt zufrieden sein, wenn du bereit bist, dich dafür zu entscheiden.

Meditation

Jetzt entscheidest du dich, dir einen ruhigen Platz zu suchen und einfach gar nichts mehr zu tun. All die Aufgaben, die deinen Alltag oft bis an seine Grenzen ausfüllen, lässt du für die folgende Zeit unbeachtet.
Du setzt dich bequem hin, schließt, wenn es dir möglich ist, deine Augen und atmest ein- oder zweimal ganz bewusst tief ein und aus. Nichts anderes musst du tun. Nur ein- und ausatmen, und solange du deine Aufmerksamkeit beim Atmen lassen kannst, achtest du auf nichts anders als dein tiefes Ein- und Ausatmen.

---

[2] Kurs in Wundern, Übungsbuch, S. 240

Spüre, wie entlastend es ist, alles hinter sich zu lassen und im Moment für nichts verantwortlich zu sein.
Und auch, wenn du noch viel Last auf deinen Schultern spüren magst, erlaubst du dir, diese Last für eine Weile abzulegen. Du weißt ja, dass du nach der Meditation deine Aufgaben erledigen wirst. Es wird noch genug Zeit dafür sein.
Und du bemerkst, wie schön es sich anfühlen kann, wenn dir zugesichert wird, dass noch genug Zeit für alles da sein wird.
Es lässt dich loslassen und entspannen.
Fast scheint es, als wenn du dich in starke Arme fallen lassen kannst und jemand all deine Lasten und Verantwortlichkeiten übernimmt. Nur für diesen einen Moment.

Du bemerkst, dass du vor Dankbarkeit einmal tief geseufzt hast. Wie schön es doch wäre, wenn es immer so leicht ist, Aufgaben einfach mal abzugeben. Niederzulegen.
Dieser Gedanke lässt dich ein wehmütig werden, und doch ist dieses Gefühl angenehm. Du weißt, warum du dich wehmütig fühlst. Denn dir ist klar, dass du es bereits in der Vergangenheit hättest einfacher haben können. So wie jetzt. Einfach mal alles abgeben.
So viel Frieden liegt in diesem Loslassen.
Und im Grunde musste dir keiner dabei helfen, du allein hast es geschafft, einzig und allein durch deine Entscheidung, für einen Moment zur Ruhe zu kommen. Mehr nicht.
Nur deine Entscheidung war wichtig. Und schon war Frieden da.
Frieden durch bewusste Atemzüge, Frieden durch Loslassen, Frieden durch Nichtstun. All das hat dich zu mehr Zufriedenheit geführt. Mit diesem Moment.
Noch einmal atmest du tief ein und aus.
Du bist dankbar. Für dich. Für dein Leben. Und für eine weitere Entscheidung, die in deinem Bewusstsein gereift ist.

Immer dann, wenn du in der kommenden Zeit unzufrieden sein wirst, möchtest du dich erinnern an diesen Moment der Dankbarkeit und dich erneut entscheiden, dich auf dich selbst zu besinnen. Denn dann wird es leichter sein, ein wenig mehr Frieden zu spüren mit dem, was ist. Egal, was es ist.

Bleibe in dieser Stimmung, so lange du sie halten kannst.

Neubeginn

Beginnst du jeden Tag, als wenn es der erste deines Lebens wäre?
Lebst du jeden Tag, als wenn es dein letzter sein könnte?
Was möchte neu in dein Leben kommen?
Wo hältst du an Altem fest?
Könntest du auch das Alte ganz neu betrachten?

Du kennst sicher den Spruch „festhalten und weitersuchen". Viele Leute haben Schwierigkeiten damit, sich von einem Partner, einer Lebenssituation, einer Arbeitsstelle, aber auch von Sichtweisen zu verabschieden. Sie halten fest, was eigentlich losgelassen werden möchte. Sie halten fest, weil sie vorher etwas anderes als Ersatz oder bessere Alternative finden möchten. Bis dahin ist das Alte noch ein willkommener Lückenfüller. Vergessen wird dabei, dass das Neue niemals kommen kann, wenn kein freier Platz dafür geschaffen wurde. Es ist wie bei einer Hand, die etwas festhält. Sie kann nicht mehr nach etwas anderem greifen, weil sie schon etwas in der Hand hat.
Du musst loslassen, damit das Neue kommen kann. Mit leeren Händen kannst du alles bekommen, was du willst. Öffne dich für deinen Neubeginn.
Vielleicht musst du jedoch zunächst klären, was alt für dich ist und deswegen verabschiedet werden möchte.

Meditation

Seit Monaten hast du auf diesen Moment hin gefiebert. Natürlich nur gedanklich, denn zu tun hattest du reichlich. Jeder Tag folgte einem bestimmten, von dir festgelegten Ablauf, Pausen waren nur kurz vorgesehen und selbst diese mussten effektiv genutzt werden. Sie dienten der Erholung, um dich im Anschluss besser konzentrieren zu können. Von morgens bis abends hast du gearbeitet, gelernt, geschrieben, Inhalte wiederholt und Neues auswendiggelernt. Dann bist du ins Bett gefallen, hast manchmal

von der Prüfung geträumt und bist morgens früh wieder aufgestanden, um weiter zu lernen. Nur für ein paar Minuten zwischendurch hast du dir ausgemalt, wie es sich anfühlen würde, endlich fertig zu sein, das letzte Mal zur Schule zu gehen und den Raum zu betreten, vor dem das Schild angebracht wurde: „Bitte Ruhe, Prüfung".
Nur ansatzweise konntest du dir vorstellen, wie es sein wird, diesen Raum ein letztes Mal zu verlassen in dem Wissen, keine weitere Prüfung mehr zu schreiben. Ein unendliches Gefühl von Freiheit, Freude und Erleichterung müsste sich dann einstellen, da warst du dir ganz sicher.
Kaum abwarten konntest du diesen Moment.
Diese Erwartung hat dich angetrieben, alles zu geben, damit du mit einem guten Gefühl die letzte Prüfung schreiben und dann einen Haken machen kannst an sämtliche Karteikarten, Fachbücher und Tagesablaufpläne.
Endlich mal nichts tun, das Leben genießen, lange schlafen, frei sein und machen, was du willst.
Nicht auszudenken, wie gut sich das anfühlen würde.

All diese Träume hattest du für kurze geklaute Minuten, bevor du dich dann wieder in deine Lernunterlagen vertieft hast.

Heute ist dieser Tag.
Du sitzt im Prüfungsraum, den größten Teil der Aufgaben hast du erledigt, der Rest ist ein Kinderspiel.
Und so macht sich Entspanntheit in dir breit, du lässt dir Zeit für die letzten Antworten. Erst kurz vor Ablauf des vorgesehenen Zeitrahmens packst du alle Utensilien zusammen. Du hattest sie auf deinem Tisch ausgebreitet. Alles, was du für die Stunden der Prüfung brauchtest, hast du dabeigehabt.
Jetzt sieht der Tisch wieder leer aus, nur die Prüfungsblätter liegen noch auf ihm.
Du stehst auf, nimmst deine Tasche in die eine Hand und die Blätter in die andere. Dann gibst du sie ab.
Bewusst vollziehst du diesen letzten Akt.

Jetzt ist deine Hand wieder leer.
Geschafft, denkst du.
Einmal durchatmen und dann langsam den Raum verlassen.

Ganz vorsichtig öffnest du die Tür und huschst hinaus. Die anderen brauchen noch Ruhe, und du willst sie nicht stören.
Dann schließt du die Tür mit dem Schild „Bitte Ruhe, Prüfung".
Hinter ihr bleibst du für einen Moment stehen.
Du atmest wieder durch.
Es ist geschafft, denkst du, Trommelwirbel, wo bleibst du?

Ein innerliches Jubilieren hast du erwartet, das Bedürfnis, laut zu schreien, zu tanzen, zu lachen, die Arme auszubreiten. Aber nichts von alledem ist spürbar. In dir ist nur Leere. Wie deine Hand leer wurde, als du die Prüfungsblätter abgegeben hast, fühlst du dich jetzt wie ausgeleert. Als wenn nichts mehr in dir ist, nur ein Gefühl von „Ziel erreicht, und nun?".
Mit allem hast du gerechnet, aber damit nicht.

Während du langsam das Gebäude verlässt und deinen Heimweg antrittst, hast du den Eindruck, als wenn sich eine Körperhülle mit ganz viel innerer Leere nach Hause schleicht.
Du versuchst, ein Wort für dieses Gefühl zu finden, obwohl es sich ja eigentlich nur leer anfühlt. Aber es hat auch etwas von Traurigkeit, ja Abschiedsschmerz, von einer Sehnsucht, das alte zurückhaben zu wollen.
Die letzten Tage und Wochen hat es dich schnellen Schrittes nach Hause an deinen Schreibtisch gezogen, nachdem du immer nur kurz unterwegs warst. Du hattest Pläne, Aufgaben, Tagesziele. Sie haben dich ausgefüllt. Du hattest zu tun.
Und jetzt?
Keiner treibt dich, keine Aufgabe hast du zu erledigen, kein Ziel zu erreichen. Nichts. Reines Nichts.
Es scheint fast so zu sein, als wenn du dich nutzlos, wertlos und überflüssig fühlst.
Kaum zu fassen, denkst du.

Du sehnst dich zurück nach der Zeit vor der Prüfung, weil du ein Ziel hattest, auf das du hinarbeiten konntest.
Plötzlich und im Rückblick wird diese Zeit viel schöner. Diese Zeit, von der du vorher wolltest, dass sie schnell vorbei gehen möge. Jetzt willst du sie wiederhaben.

Zuhause angekommen setzt du dich an deinen Schreibtisch.

Du tust es auf die gleiche Weise wie in den letzten Wochen, mit dem einen Unterschied, dass es sich jetzt ganz anders anfühlt. Dein Blick wandert zu den Büchern und den Unterlagen. Sie lösen nur eine Erinnerung an eine Zeit aus, die vorbei ist.

Nur einfach mal so und wie zum Spaß schlägst du ein Buch auf. Wie einen heiligen Akt zelebrierst du diese Handlung.
Es scheint, als wenn du das erste Mal ganz freiwillig ein Buch aufschlägst.
Es scheint auch, als wenn du dies das erste Mal ganz bewusst und nur für dich tust.

In aller Ruhe könntest du es jetzt lesen, wenn du wolltest.

Ein neues Gefühl schleicht in dein Bewusstsein.
Es hat etwas von Dankbarkeit für den Moment.
Ein klein wenig reifer fühlst du dich auch.
Das erste Mal tust du etwas voller Bewusstheit, als wenn du ganz im Moment angekommen bist. In diesem Moment, der aus der Leere entstanden ist.
Etwas Erhebendes hat dieser Moment. Du fühlst dich größer.

Dann schlägst du das Buch wieder zu und räumst deinen Schreibtisch auf.
Einige Bücher wirst du zurückbringen, andere möchtest du behalten. Diese räumst du in dein Regal.
Dann holst du einen frischen Lappen und wischt den Staub weg. Staub einer vergangenen Zeit, an die du besondere Erinnerungen hast. Besonders deswegen, weil sie dir gezeigt hat, wie erfüllend es sein kann, auf ein Ziel hinzuarbeiten. Fast erfüllender, als dieses Ziel zu erreichen.

Ein Versprechen reift in dir heran. Ein Versprechen, das du dir selbst geben magst:

Das nächste Mal, wenn du ein Ziel anstrebst, möchtest du bewusster sein, du möchtest den Weg dahin ganz aufmerksam gehen, ihn mit Genuss erleben. Auch wenn es mal anstrengend werden kann.

Du hast erkannt, wie wertvoll der Augenblick ist, dieser Augenblick, der aus der Leere nach der Zielerreichung entstanden ist.

Du atmest durch.
Mit der Leere hast du dich gefüllt.
Es fühlt sich gut an.
Das erste Mal.
Fast so, als wenn dir alle Möglichkeiten offenstehen.

Für welche du dich entscheiden wirst, ist jetzt noch nicht klar.
Heute Abend wirst du feiern gehen.
Freude ist in dir.
.....

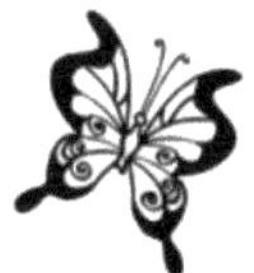

Natürlich

Wieviel Natur erlaubst du dir?
Gehst du auch ungeschminkt aus dem Haus?
Entsprechen deine Worte dem, was du denkst?
Was folgt, wenn du dich ganz natürlich zeigst?
Kannst du auch in Naturgewalten das Natürliche sehen?

Die Natur ist so, wie sie ist, ganz ursprünglich. Sie verändert nichts künstlich, sie hadert nicht mit ihrem Aussehen, sie nimmt keine Schönheitsoperationen vor. Sie feilt auch nicht an Äußerungen, sie lebt sich in Extremen aus. Die Natur strahlt aus, was sie ist. Und wie oft bewundern wir ihre Schönheit.
Das Besondere in der Natur empfinden wir sehr intensiv, weil es so vergänglich ist, und je kürzer es weilt, wie das Blühen der Mohnblume, desto eher sehen wir die Schönheit und nehmen uns bewusst Zeit für sie. Die Natur ist immer da, aber nicht immer sehen wir die Natur als das Natürlichste von der Welt.
Versuche das, was dich zurzeit beschäftigt, aus der Sicht der Natur zu sehen. Versuche mit einzubeziehen, warum die Natur manchmal extrem reagiert. Was könnte sie stören? Übertrage es dann auf dein Thema.

Meditation

„Wunder stehen nicht im Gegensatz zur Natur, sondern nur im Gegensatz zu dem, was wir über die Natur wissen."

Diesen Satz hat Augustinus geprägt und vielleicht hast du ihn schon einmal gehört.
Aber auch, wenn du ihn jetzt zum ersten Mal gelesen hast, entfaltet er seine wunderbare Wirkung.
Nimm dir die Zeit, um das, was mit dieser Aussage gemeint sein könnte, wirken zu lassen.
Vielleicht liest du ihn dafür einfach noch einmal.
(Pause)

Wie oft sagen wir, dass es ein Wunder ist, was die Natur hervorbringt.
Natürlich können wir uns Vieles wissenschaftlich erklären, und doch empfinden wir es als wundervoll, wenn zum Beispiel ein Kind geboren wird. Auch wenn es noch so klein ist, ist alles an ihm vollständig und makellos, wie ein Wunder eben.
Somit müssten wir eigentlich feststellen, dass die Natur ein Wunder ist.
Aus welchem Grund sollten Wunder im Gegensatz zur Natur stehen?
Haben wir der Natur das Natürliche genommen?

Spüre für eine Weile deinen Antworten nach.
Und nimm auch wahr, welchen Bezug du zu deinem Leben finden kannst:

Wo oder in welchem Lebensbereich erkennst du vielleicht gar nicht mehr das Natürliche, weil du alles so gut verpackt oder geordnet hast, dass es fast wie eingeschnürt wirkt?

Wie oft verhältst du dich noch ganz natürlich und sprichst, wie dir der Schnabel gewachsen ist?

Warum vielleicht auch nicht?

Was fehlt dir an Wissen, damit du dich wieder natürlicher verhalten kannst?

Die Natur wird sich dir nicht anpassen, aber du könntest *deiner* Natur folgen.

Spüre nach.

Nimm dir deine Zeit.

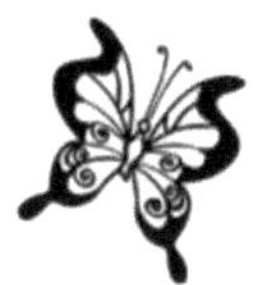

Begeisterung

Wofür brennst du?
Kannst du dich für alles und jeden begeistern?
Wieviel Geist/Spirit gibst du in den jetzigen Moment?

Begeisterung ist ein Jungbrunnen. Ohne Begeisterung reduzieren wir uns zu einer funktionierenden Masse. Dazu könntest du auch Computer sagen. Wenn du aber begeistert bist, dich mit viel Freude und innerer Ekstase einer Sache widmest, dann bist du kraftvoll, lustvoll und entfaltest dein volles Potential.
Kannst du dich noch daran erinnern, was du als Kind mit Begeisterung getan hast? Was du mit so viel innerem Spirit getan und dich dabei selbst vergessen hast, weil du selbstvergessen gespielt hast?
Versuche, dich daran zu erinnern.

Meditation

Entscheide dich jetzt dafür, keinem Gedanken, keinem inneren Impuls und keinem Drängen mehr zu folgen.
Mit einer einzigen Entscheidung gibst du alles ab, was dich davon abhält, jetzt nur noch für dich da zu sein und dir zu folgen.
Du packst innerlich ein kleines Päckchen und tust alles hinein, was dich jetzt noch festhält oder in Gedanken beschäftigt. Du musst gar nicht genau wissen, was es ist, aber entscheide dich bewusst dafür, alles, wovon du denkst, dass es dich beschäftigen könnte, in dieses Päckchen zu legen.
Und dann schließt du dieses Päckchen, wickelst ein kleines Bändchen darum und legst es zur Seite.
Wenn es dir schwerfallen sollte, kannst du diesem Päckchen ein liebevolles Versprechen geben, dass du es nicht vergessen wirst, sondern zu gegebener Zeit wieder zu dir nehmen und dich um alles kümmern wirst, was darin enthalten ist.

Und jetzt lass los.
Spüre in dich hinein. Fühlst du dich vielleicht ein klein wenig erlöst, weil du alles abgegeben hast?

(Pause)

Und dann schließe bewusst deine Augen und stelle dir vor, dass hinter deinen geschlossenen Augen ein Lichtlein brennt.
Das Licht erfüllt deinen Kopfraum von innen, und wenn du es von außen betrachten würdest und deine Augen geöffnet wären, dann könntest du dich selbst leuchten sehen.
Mit einem lieblichen und milden Licht würdest du leuchten, einfach so, und alle, die dich anschauen, würden es sehen.
Dein Leuchten.

Du lässt deine Augen weiter geschlossen und siehst dein inneres Leuchten in der Vorstellung. Es lächelt dich an, und wenn du genau hinschaust, dann siehst du ein inneres Strahlen, das sich nicht nur in deinem Kopfraum, sondern auch weit darüber hinaus ausdehnt.
Du genießt dieses innere Leuchten.

Und du lässt es weiter in dir ausdehnen. Es breitet sich aus hin zu deinem Herzbereich, deinem Brustkorb, in deine Arme und Hände hinein, bis über den Bauch in deine Beine und zu deinen Füßen.

Überall leuchtest du.

Und wenn du jetzt überlegen würdest, woher das Leuchten gekommen ist, dann könntest du feststellen, dass dieses innere Leuchten aus dir heraus entstanden ist.

Du bist es, der leuchtet, immer.

Und du darfst dir erlauben, dein inneres Leuchten überall dort hinzusenden, wo du mehr Licht haben möchtest.

Was soll durch dich leuchten?
Aus der Kraft deines Geistes heraus?

Folge deinem ersten Impuls.
Er ist schon da…

(Pause)

Bleibe in diesem Leuchten, solange du es halten kannst.

Und dann verabschiedest du dich langsam aus diesen Bildern.

Versuche in deinem Alltag immer wieder, dieses Leuchten zu aktivieren und deiner inneren Begeisterung zu folgen.

Erfolg

Was folgt deinem Denken?
Wem folgst du?
Wer folgt dir?
Was ist Erfolg für dich?

Erfolg wird oft als Gewinn, Sieg oder Wunsch - Erfüllung interpretiert. Ein Ziel wurde erreicht, du hast gewonnen, einen Wettkampf oder Geld, vielleicht hast du auch etwas erfolgreich abgeschlossen.
Wenn etwas erfolgt, folgt es irgendetwas oder irgendjemandem nach, d.h. es kommt im Anschluss an etwas. Komm dir bitte selbst auf die Spur: Kann es sein, dass die Welt, die du siehst, nur eine Folge deines Denkens ist?
Überprüfe, ob du dein Denken ändern kannst und stelle fest, was sich in der Folge für dich ändert. Zum Beispiel könntest du jetzt versuchen, dein Thema von einer anderen Perspektive zu betrachten. Was folgt dann? Stellst du Veränderungen in dir fest? In deinen Gefühlen, in deinem Körper, ggfs. in deinem Verhalten?

Meditation

Die Reise beginnt, setzt sich fort und endet, ohne dass wir manchmal zu einem einzigen Moment wirklich Ja gesagt haben. Ohne, dass wir bemerkt haben, dass die Reise unsere eigene ist und wir sie voll und ganz als solche erleben dürfen.

Es ist spät am Abend, als dir dieser Satz vor die Augen weht, und du fragst dich, warum du dich ausgerechnet jetzt und um diese Uhrzeit mit so tiefen philosophischen Themen beschäftigen sollst. Aber, denkst du, du beschäftigst dich ja gar nicht damit, diese Erkenntnis hat dich einfach erreicht. Du hast in den Sonnenuntergang geschaut, hast die Sonne am westlichen Horizont begleitet, bis sie an Farbe verloren hat und dann ganz am Horizont verschwunden war. Eine unendliche Weile lang war der Himmel noch in orange, rot und gelb getaucht, bis auch diese Farben verschwunden waren und sich aufgelöst hatten in den dunklen Nachthimmel hinein. Und dann hast du diesen Satz gelesen und stehst jetzt da mit diesem Wissen. Die Sonne geht ihren Weg und ist jetzt von einer anderen Seite der Erde zu sehen. Sie folgt dem Weg auf *ihrer* Reise.

Gehst du eigentlich auf deinem ganz eigenen Weg?

So langsam fragst du dich, ob da jemand mit dir spricht. Woher kommen diese Fragen? Natürlich gehe ich auf meinem Weg, denkst du.

Woher weißt du das?

Du spürst nach.

Wie oft gab es Situationen in deinem Leben, in denen du dachtest, keine Wahl zu haben und zu denen du auch nicht wirklich JA sagen wolltest. Du hättest etwas anderes lieber gehabt. Dessen bist du dir sicher.

Warst du da auf deinem Weg? Oder gehörte das alles zum Weg dazu?

Dir fällt ein Satz ein, den du mal irgendwo gelesen hast:

„Wenn der geworfene Stein Bewusstsein hätte, was würde er sagen? Ich fliege, weil ich das will, oder ich fliege, weil ich muss?" [3]

Hat der Stein eine Wahl? Wenn ja, welche?

Auch darüber spürst du nach.

Die Frage der Wahl scheint die entscheidende, aber der Spielraum der Antwortmöglichkeiten ein begrenzter zu sein. Denn welche Wahl hat der geworfene Stein? Dass er geworfen wurde, hat er doch nicht entschieden, oder doch?

Und welche Wahl hat er, wenn er durch die Luft fliegt?

In deiner ganz eigenen Gedankenwelt wirst du zu diesem Stein. Und du stellst dir vor, wie du durch die Luft fliegst. Du versuchst zu erspüren, ob deine Flugbahn noch nach oben führt oder bereits wieder abwärts verläuft und sich dem Boden nähert. Vielleicht weißt du es nicht genau.

Du gibst dich weiter dem Fliegen hin. Du wirst immer mehr zum fliegenden Stein. Du nimmst wahr, wie sich die Welt, die du

---

[3] Blaise Pascal, Mathematiker und Philosoph

siehst, verändert, während du fliegst. Andere geworfene Steine fliegen neben dir, vor dir, über dir, unter dir, manchmal kreuzen sie sogar deinen Weg. Wieder andere sind schon auf dem Boden gelandet. Längst hast du vergessen, dass du geworfen wurdest.
Du wirst immer mehr zu diesem Flug.
Du bist auf der Reise deines Lebensfluges. Und immer tiefer gibst du dich in diese deine Flugbahn hinein, ohne zu bemerken, dass du es tust. Es ist ein schönes Gefühl, sich hinzugeben, vielleicht, weil du nicht mehr darüber nachdenkst, ob du nun geworfen werden wolltest oder nicht. Schließlich hast du vergessen, dass du jemals geworfen wurdest. Du hast dich längst deiner Flugbahn hingegeben.
Du wirst achtsamer für die Gefühle, die dich auf deiner Lebensreise begleiten, die dich ausfüllen und erfüllen.
Du erlebst bewusst und aufmerksam, was auf deinem Lebensflug passiert. Und dir wird klar, dass du genau das in der Hand hast. Du kannst dich dafür entscheiden, alles, was geschieht, bewusst und achtsam zu erleben. Und das bedeutet nicht, dass du alles magst. Aber hineingeben in das, was ist, das kannst du entscheiden. Das ist dein freier Wille.
Und wieder erreichen dich neue Fragen:
Wer hat eigentlich bestimmt, wohin deine Reise geht?
Und wenn deine Reise beendet ist, gibt es da jemanden, der den Stein wieder aufhebt und erneut in die Luft wirft?
Du spürst nach.

Immer wieder geht die Sonne am nächsten Morgen am Horizont auf, wandert als Bogen über den Tag und geht auf der anderen Seite des Tages in die Nacht hinein. Hat sie sich dafür entschieden oder wurde sie auch geworfen?
Die Sonne folgt einfach ihrer eigenen Reise. Immer wieder.

Nimm dir Zeit, um deine Erkenntnisse zu sortieren und zu integrieren. Nimm dir auch Zeit, um in Ruhe in deinen Alltag zurückzukehren. Lebe ihn achtsam.

Zuflucht

Wohin fliehst du?
Kann die Flucht ein Fluch sein?
Wem könntest du Zuflucht gewähren?
Sind deine Türen für dich selbst weit genug geöffnet?

Zuflucht assoziieren wir oft damit, „jemandem ein Dach über dem Kopf zur Verfügung stellen oder eine Herberge zu bieten".
So war es an Weihnachten, als Josef mit Maria eine Herberge gesucht und einen Stall gefunden hat. Dieser genügte ihnen. Sie hatten Zuflucht gefunden. Dabei waren sie gar nicht auf der Flucht, in aller Ruhe und doch beständig haben sie gesucht, und als sie ein Dach in einem Stall angeboten bekamen, haben sie diese Zuflucht angenommen. Sie waren dankbar, und für den Moment waren sie angekommen. Bis sie weitergezogen sind.
Wie ist es bei dir? Bist du vielleicht längst angekommen, obwohl du denkst, du müsstest noch weiter auf der Flucht sein, vielleicht auch auf der Suche nach etwas?
Je mehr wir suchen, desto weniger erkennen wir manchmal, dass wir längst angekommen sind. Wir müssen uns öffnen für das, was uns jetzt zur Verfügung steht, uns angeboten wird.
Es kann auch sein, dass wir jemand anderem Zuflucht gewähren sollten, und wenn dies nur bedeutet, ihm zuzuhören und die Bereitschaft zu entwickeln, ihn zu verstehen.

Meditation

Lasse dich ein auf diese Zeit der Besinnung.
Wenn wir uns auf Besinnliches einlassen, finden wir oft einen Sinn darin, den wir vorher nicht erkannt haben.

Du möchtest Sinn in *dir* finden.

Deswegen hast du dich entschieden, die nun beginnende Zeit mit dir selbst zu verbringen.

Du atmest tief ein, hältst den Atem für eine kurze Weile an, und atmest danach alle verbrauchte Luft wieder aus.
Praktiziere dies einige Male.
Und registriere dabei, wieviel Unruhe du vielleicht noch empfindest, wieviel mehr an Ruhe aber auch entsteht, wenn du alle Anspannung in deine Ausatmung hineinlegst.
Ganz bewusst tust du das, du atmest aus, was dich anstrengt, was dich belastet, was dir Kraft raubt.
Und übrigbleibt eine innere Leere, die sich erst einmal gar nicht so angenehm anfühlen kann. Aber lasse dich nicht davon abbringen, bleibe dabei, dich weiter in diese Leere hinein zu atmen, die entsteht, wenn du alles Belastende hinausatmest.
Gebe gedanklich alles in deinen Ausatemstrom, was dein Körpersystem belastet hat, ohne dass du genau wissen musst, was es im Einzelnen war. Du denkst einfach, dass alles Alte hinausgepustet wird und frische Luft in dich hineinströmt.
Und dieses Frische kann erst kommen, wenn du das Alte hinausgesandt hast. Davor ist reine Leere in dir.
Spüre die Leere, wenn du alles Verbrauchte hinaus geatmet hast.
Und prüfe, wie du reagierst, wenn alles leer ist.

Ist es vielleicht die Leere, vor der du davonrennen willst?

Hat es etwas von „im luftleeren Raum stehen", was dich grundsätzlich fürchten lässt, wenn du an Leere denkst?

Manchmal ist es so, dass wir uns so sehr vor Leere und Stille fürchten, dass wir hektisch unseren Alltag mit Terminen vollstopfen, nur damit wie nie allein und in Stille sein müssen.

Wie ist es bei dir? Wo suchst du deine Zuflucht?

Spüre nach...

Empfangen

Was möchte von dir aufgefangen werden?
Öffne dein Herz, deine Ohren, deine Augen, deine Sinne und stelle sie auf Empfang!
Gib das, was du empfangen möchtest, anderen!

Oft konzentrieren wir uns darauf, was wir von anderen oder vom Leben empfangen möchten. Nicht immer werden unsere Wünsche erfüllt. Dennoch empfangen wir etwas, manchmal sogar viel mehr, als wir denken. Unsere Antennen sind nur nicht auf das ausgerichtet, was uns erreicht.
Überprüfe, worauf du dich ausrichtest! Manchmal kommt das, was wir uns wünschen, in einer anderen Verkleidung, und weil es verkleidet ist, erkennen wir es nicht.
Es kann auch sein, dass du dich für etwas Neues öffnen solltest, damit du dann erhältst, was du dir wünschst.
Und denke zudem darüber nach, ob du bereit bist, genau das zu geben, was du empfangen möchtest. Diese Strategie ist der Schlüssel. Wende sie an, ohne Gegenleistung zu erwarten, und auf unbestimmte Zeit. Das ist oft schwierig, aber der Schlüssel zum Glück.

Meditation

Lasse deine Augen auf und konzentriere dich bewusst auf all die Sinnesreize, die deine Augen, deine Ohren, deine Haut, deine Zunge und deine Nase dir mitteilen.
Lasse deinen Blick langsam umherschweifen, höre, was du an Geräuschen wahrnehmen kannst, spüre, wie warm oder kalt es auf deiner Haut ist, rieche den dir bekannten Geruch, den du mit dem Ort verbindest, an dem du dich zurzeit befindest. Vielleicht hat er auch einen bestimmten Geschmack.

Stelle alles einzeln fest, bis du dann nach und nach versuchst, die Sinnesreize gemeinsam wahrzunehmen. Du kannst dir dabei

vorstellen, dass du alles zu einem gemeinsamen Strom zusammenfließen lässt. Du hörst, du siehst, du riechst, du schmeckst und du spürst, alles gleichzeitig.
Nimm dir Zeit dafür.
Bis du die Gesamtheit an Sinnesreizen wie einen Fluss betrachten kannst. Er strömt vor dir, vielleicht hast du auch schon ein wenig Abstand genommen, damit du ihn gut wahrnehmen kannst.

Bleibe dabei und vergrößere dann die Distanz zu deinem Wahrnehmungsstrom. So, als wenn du rückwärts gehst und den Abstand vergrößerst.

Dann schließe deine Augen.

Und mit deinen Augen haben sich auch all deine anderen Sinneskanäle geschlossen, du brauchst sie jetzt nicht mehr, du weißt, dass die Reize gut in deinem Wahrnehmungsstrom zusammenfließen und auf ihrem Weg sind.

Und weil du jetzt ein wenig Abstand hast, hat sich ein weiterer Kanal geöffnet, ganz leise und tief in dir. Es ist ein einziger in der Mitte deines Kopfes. Er verbindet dich über einen unsichtbaren Faden mit einer Quelle, die unendlich ist.
Es ist ein Universum, an dem du angebunden bist.

Und vielleicht entsteht in dir jetzt eine kleine Vorstellung davon, wie es ist, wenn man mit etwas so Großem verbunden ist.
An etwas, das wie eine nie versiegende Quelle ist, aus der du gespeist wirst.
Und auch, wenn es das erste Mal ist, dass du bewusst diese Anbindung spürst, ist diese Quelle immer bei dir gewesen. Sie hat dafür gesorgt, dass du bekommst, was du wirklich benötigst.

Und auch, wenn sich in dir ein wenig Widerstand regt, weil du doch manchmal gedacht haben magst, dass in deiner Welt nicht alles so läuft, wie du es dir vorgestellt hast, öffnest du dich für die Vorstellung, dass diese Quelle es vielleicht besser wissen wird.

Diese Vorstellung lässt dich ein bisschen gelassener werden.

Dieses Gefühl von Gelassenheit überträgst du auf dein jetziges Leben und spürst nach, wohin du die Gelassenheit richten möchtest.

Und dann entscheidest du dich, folgenden Satz in dir wirken zu lassen:

„Das, was ich gebe, werde ich empfangen."

Du wiederholst ihn noch einige Male in dir:
„Das, was ich gebe, werde ich empfangen."

Es kann sein, dass dir der Gedanke kommt, dass du mehr geben könntest, damit du empfängst, was du möchtest. Es kann auch sein, dass sich Gedanken einschleichen, wie „die anderen sollen mir aber erst etwas geben". Beobachte deine Gedanken unabhängig davon, ob du sie als positiv oder negativ bewerten würdest. Und richte dich immer wieder auf den Satz aus:
„Das, was ich gebe, werde ich empfangen".

Spüre solange nach, wie es dir möglich ist.

Abwegig

Wenn du auf Abwegen gehst, bist du dann neben der Spur?
Gehst du mit der Mehrheit oder traust du dich, ganz neue und eigene Wege zu gehen?
Wie weit weg bist du von dir selbst?

Wir sind soziale Wesen und deswegen sind wir fast bedürftig danach, mit anderen Menschen einig zu sein. Und gerade deswegen schwimmen wir oft mit der Menge mit, auch wenn wir tief im Inneren anderer Meinung sind. Es fällt schwer, eine abwegige Meinung zu äußern, weil die Gefahr spürbar ist, dass man sich damit ins Abseits stellt.
Wir ignorieren, dass wir uns selbst ins Abseits manövrieren, wenn wir eigene Ansichten oder Bedürfnisse zu lange nicht beachten. Es lohnt sich manchmal, neue Wege zu gehen, etwas auszuprobieren, was man noch nie oder zu wenig getan hat, zum Beispiel seine eigene Wahrheit zu verkünden.
Auf Abwege zu gehen kann aber auch heißen, ganz neue Gewohnheiten zu etablieren. Die ersten Male sind mühsam, es ist vergleichbar damit, in einem Urwald den ersten Trampelpfad freizuschlagen. Dann bildet sich langsam ein kleiner Weg, der irgendwann ganz mühelos beschritten werden kann.
Im Ergebnis heißt das, dass neue Wege immer erst abwegig waren, denn sonst wären sie nicht neu. Probiere es aus, vielleicht mit etwas, was du schon längst einmal tun wolltest.

Meditation

Nimm dir für einen Moment lang Zeit zu träumen.
Das hast du vielleicht in der letzten Zeit viel zu wenig getan, obwohl du dich eigentlich gerne in andere Welten träumst. Aber dein Alltag ist meist so voll und von Notwendigkeiten geprägt, dass du es dann für Zeitverschwendung hältst, einfach nur zu träumen und dir deine Welt vorzustellen, so wie *du* sie gerne

hättest. Fern ab von Realitäten, Realisierbarem, Bezahlbarem oder Möglichem.
Und doch blieb immer diese eine Sehnsucht in dir.
Manchmal hat sie es geschafft, dass du dich zu ihr träumst.
So wie jetzt.
Du nimmst dir diese Zeit, deine Sehnsucht in dir aufleben zu lassen.
Vielleicht das erste Mal so intensiv wie jetzt.
Du weißt sofort, wie dein geheimer Traum aussieht, das, was du schon immer einmal machen wolltest, aber immer wieder hinausgeschoben hast.
Vielleicht auch, was du schon immer einmal sagen wolltest, damit es endlich ausgesprochen ist. Raus aus dir ist. Damit du dann neue Wege gehen kannst.
Damit dich nichts mehr halten kann, abhalten von dir und deinen Träumen.

Und gerade jetzt, wo du dir so viel Aufmerksamkeit schenkst, wird dir bewusst, dass du dies viel öfter tun möchtest, dass du es sogar zu einer Gewohnheit machen möchtest, einfach nur für dich da zu sein, dich in deine Welt hineinzuträumen, dich auf neue Wege zu begeben.

Und unabhängig davon, ob sich alle deine Träume erfüllen, bemerkst du, dass sich eins bereits jetzt zeigt: es tut gut, seinem eigenen Weg zu folgen. Er beginnt immer als Idee.

Spüre nach.

Transformation

In welcher Form siehst du dich?
Welche Form im Sinne von Begrenzung möchte von dir gesprengt werden?
Welche Ansichten, Überzeugungen, Gedankenmuster, Einstellungen bedürfen der Veränderung/Transformation?

Vergebung darf als die höchste Form bzw. letzte Stufe der Transformation angesehen werden. Denn wenn du dir selbst, allen anderen und der Welt vergeben hast, wartet nur noch die Erkenntnis der Einheit auf dich.
Bis dahin ist ein Weg zurückzulegen. Wir verändern uns ständig, gehen von einer Form in die nächste, ohne dass uns dies bisweilen bewusst ist. Persönliche Entwicklung ist eine bewusste Transformation. Dabei schaust du dir deine Werte und Überzeugungen sowie Handlungsmuster an, überprüfst und veränderst sie, wenn sie dir nicht mehr dienlich sind. Du entwickelst dich, transformierst dich.
Schau dir an, welche deiner Formen dir nicht mehr so recht passen, welche Form du mit welchem Ziel verändern möchtest. Abnehmen kann dir das niemand. Das musst du selbst tun.

Meditation

Du entscheidest dich dafür, dich jetzt mit dir zu beschäftigen.
Und da fängt es schon an, schwierig zu werden.
Denn wer bist du?
Was macht dich aus?

Du erinnerst dich an früher, als du Kind warst und unbeschwert in den Tag hineingelebt hast.
Bist du heute noch dieses Kind?
Oder bist du längst darüber hinausgewachsen?
Aber das Kind ist doch auch noch in dir oder nicht?

Mit diesen Fragen schwirrt dein Kopf.
Und so konzentrierst du dich lieber auf deinen Atem.
Erst einmal zur Ruhe kommen, das ist jetzt dein Ziel.

Du schließt deine Augen, setzt dich bequem hin und atmest dich mit regelmäßigen Atemzügen hinein in einen entspannten Zustand.
Das dauert vielleicht eine Weile, aber das macht nichts. Du hast Zeit, und diese Zeit nimmst du dir.
Längst hast du bemerkt, wie leicht es dir fällt, dir eine kurze Auszeit zu gönnen. Manchmal schaust du einfach in die Flammen deines Kamins oder machst dir eine Kerze oder Musik an, und schon tauchst du ab in die Tiefen deiner Seele. Dort findest du die Ruhe, die du brauchst und die dir so unendlich guttut.
Du atmest dich förmlich dort hinein.

Und schon bemerkst du, wie schnell du die Form des Alltagsmenschen hinter dir gelassen und die des Meditierenden eingenommen hast. Beides bist du, und doch hat sich etwas verändert, seitdem du dich bewusst und regelmäßig aus dem Alltag zurückziehst.
Du bist ruhiger geworden und ausgeglichener. Kaum etwas kann dich noch aus der Bahn werden, denn du weißt, dass dir Stress und impulsives Handeln in der Regel nicht weiterhelfen. Und so ist es längst zu deiner Gewohnheit geworden, dich rauszuziehen, wenn du nachdenken oder einfach zur Ruhe kommen willst.

Jetzt möchtest du über deine Entwicklung nachspüren. Dir klar werden darüber, in welcher Art und Weise du dich im Laufe deines Lebens verändert hast und was daran gut oder auch nicht so gut ist.
Wo du vielleicht noch einmal ansetzen könntest, um dich herauszuheben aus einer Form, die deiner nicht mehr gerecht werden kann.
Wie oft schon hast du bemerkt, dass bestimmte Strategien für eine Zeit lang hilfreich sein können, dann aber nicht mehr dienlich sind. Zum Beispiel wirfst du dich nicht mehr auf den Boden, wie du das als Kind getan hast, wenn du deine Eltern dazu bewegen wolltest, dir zu kaufen, was du haben wolltest.

Und so ist das Kind vielleicht noch in dir, aber es hat sich entwickelt. Du kannst es wahrnehmen, wenn es Wünsche hat oder bockig ist, aber du kontrollierst sein Handeln und schaltest die Vernunft dazu.

Noch mehr wird dir klar.
Du nimmst bestimmte Rollen ein im Laufe des Tages und des Lebens. Manchmal jonglierst du mit ihnen, wenn du mehrere gleichzeitig spielst oder schnell hin und her wechselst.
Du bist vielleicht Angestellter oder Chef, Kind und Mama oder Papa, Freund oder Freundin, Kollege und Bekannter.
All die Rollen haben bestimmte Muster, an denen du und andere sich orientieren. Sie sind wie Formen, in die man kurz hineinschlüpft und sie zu angemessener Zeit wieder verlässt.
Diese Formen können sich auch verändern, sie entwickeln sich dann genau wie du.

Und so wird das ganze Leben zu einem Tanz der Transformation.

Es entwickelt sich immer wieder aus sich selbst heraus und du mit ihm.
Ein schönes Gefühl ist es, ein Teil dieses Prozesses zu sein.

Du lehnst dich zurück und genießt das Dasein in diesem Moment. Du hast ja schon Übung darin.

...

Ablenkung

Wohin lenkst du deine Aufmerksamkeit?
Welche sind deine hauptsächlichen Ablenkungsmanöver?
Wie oft lenkst du dich von dir selbst ab?

Das Wort Ablenkung beinhaltet etwas, was wir gerne ignorieren. Es ist das Wort „Lenker". Wir haben immer den Lenker oder das Ruder in der Hand, auch wenn wir uns ablenken. Das Ablenken als Tun könnte man zwar so interpretieren, dass wir unser Ruder aus der Hand geben, aber das tun wir nicht. Wir entscheiden uns für eine Ablenkung. Das, was eigentlich wichtiger wäre, verschieben wir durch die Ablenkung nach hinten, und manchmal gerät es in Vergessenheit. Gerne lenken wir uns ab, wenn wir etwas verdrängen wollen, uns also bestimmten Themen nicht stellen mögen. Deswegen die Frage: wovon lenkst du dich ab? Oder: wovor rennst du eigentlich davon? Sei ehrlich.

Meditation

Eigentlich wolltest du etwas anderes tun, als dir Zeit für dich selbst zu nehmen, und oft hältst du es für vergeudete Zeit, einfach die Augen zu schließen und für einen Moment lang Ruhe einkehren zu lassen. Zu groß ist der Druck, zu sehr drängt die Zeit, um noch Einiges am Tag zu schaffen.
Im Grunde hast du dein Steuerruder längst aus der Hand gegeben, sinnierst du vor dich hin.
Die Zeit hält dein Ruder in der Hand, und dein Alltag lenkt dich wie von selbst.
Wovon solltest du dich noch ablenken, fragst du dich, wo du doch gar keinen Lenker mehr in der Hand hältst.
Du wirst traurig, weil dir klar ist, dass es *so* nicht weitergehen kann. Immer in Hektik, immer auf dem Sprung und in Gedanken längst drei Schritte weiter.
Du erinnerst dich an deinen letzten Friseurtermin, bei dem du zunächst warten musstest und keine einzige Zeitschrift auf dem

Tisch lag, mit der du dich hättest beschäftigen können. Erst warst du ärgerlich, dann ungeduldig, irgendwann hast du dein Handy in die Hand genommen und darauf geschaut. Bis dir klar wurde, dass du nur einer von Vielen warst, die ihren Kopf nach unten neigen, um auf ihr Smartphone zu schauen.
Ist es das, was Menschen noch miteinander tun?
Auf eine Flut von Nachrichten zu sehen und sich am Ende des Tages zu fragen, womit sie ihre kostbare Lebenszeit verbracht haben?
Vermutlich fragen sie sich das nicht, sie erwarten vielmehr den nächsten Tag, an dem sie weiter ihren Aufgaben nachjagen können.
Genau wie du.
Aus deiner Traurigkeit ist nahezu Entsetzen geworden.
Wann hast du eigentlich dein Steuerruder aus der Hand gegeben, fragst du dich.
Und wie wäre es, wenn du es wieder zurückfordern würdest?

Ein unangenehmes Gefühl schleicht sich zu den ohnehin schlechten hinzu. Du hast Angst bei der Vorstellung, dein Ruder in die Hand zu bekommen. Denn du hast keine Ahnung, was du damit tun sollst.
Wo willst du hin?
Welches Ziel ist deins?
Auch das hast du längst aus den Augen verloren.

Und noch etwas anderes wird dir klar. Weil du es aus den Augen verloren hast, hast du dich ständig abgelenkt, denn es ist schrecklich unangenehm, sich einzugestehen, dass man sich selbst verloren hat.

Durch diesen Schmerz musst du durch, das weißt du, und dann möchtest du dein Ruder in die Hand nehmen und dich treiben lassen, bis du dir sicher bist, wohin du dein Lebensschiff lenken möchtest.
...

Spüre nach.

Ruhestand

Wieviel Ruhe brauchst du, um stabil zu stehen?
Wieviel Bewegung braucht der ruhige Stand?
Braucht es Ruhe, um standhaft zu sein?
In der Ruhe stehen, im Stehen ruhig sein, ist das das Gleiche?
Was ist das Gegenteil des Ruhestands? Und ist das Gegenteil des Ruhestands im Ruhestand enthalten?

Innere Ruhe kehrt ein, wenn du bereit bist, alle Gegensätze als gleichwertig nebeneinander stehen zu lassen, sie als gleichberechtigt anzusehen, sie zu akzeptieren, wie sie sind. So steht dann schwarz neben weiß, ohne dass aus weiß und schwarz grau werden muss. Denn die Gegensätzlichkeit, oder das Andere, egal, was es ist, darf sein. Denn nur, weil alles die gleiche Gültigkeit hat, besteht die Chance auf Einigkeit, auf Einheit.
Die Einheit ist der Kreis, der um schwarz und weiß gezogen ist und gleichzeitig darüber hinausweist.
Wieviel Bewegung braucht der ruhige Stand, damit er gut zu halten ist? Wieviel Ruhe braucht es in der Bewegung, damit sie nicht zu hektisch wird? Diese Fragen dürfen uns in jedem Moment leiten und in der Reflexion über das Leben oder das große Ganze an sich als Orientierung dienen. Denn mit dem Blick auf das große Ganze ist immer alles rund, weil es nie unrund war.

Meditation

Schließe deine Augen, jetzt, in diesem Moment.
Es ist egal, ob du sitzt oder stehst, spüre nur, wie sich deine Füße fest in den Boden schmiegen. Sie geben dir die Anbindung, die du brauchst, um imaginäre Wurzeln wachsen zu lassen, vielleicht sogar, um dir dieser Wurzeln das erste Mal so richtig bewusst zu werden. Denn auch, wenn du dich bewegst, sind deine Wurzeln immer mit dabei, sie geben dir die Stabilität, die du brauchst.

Jetzt bewegst du dich nicht mehr, du bleibst an dem Ort, an dem du grad bist. Und du nimmst wahr, wie ruhig du dich fühlst, in diesem Moment, an diesem Ort.
Du sitzt oder stehst so ruhig, wie es dir jetzt möglich ist.
Und vielleicht bemerkst du, dass es nie wirklich ganz ruhig ist, denn du hörst dein Herz schlagen, vielleicht hörst du sogar deinen Atem. Du spürst die Energie in deinen Adern, in deinem gesamten Körpersystem fließen. Und darüber hinaus lärmt vielleicht dein Verstand, der dich immer noch mit Gedanken bombardieren will.

Irgendwie kommt das Denken nie zur Ruhe, oder?
Und wie sieht es mit deinen Gefühlen aus?
Welche kannst du jetzt wahrnehmen?
Und magst du alle gleich gerne?
Oder ertappst du dich dabei, dass du einige von ihnen festhalten, andere dagegen gar nicht haben magst?

Du bemerkst wahrscheinlich, dass es, auch wenn wir äußerlich ruhig scheinen, innerlich ganz schön unruhig sein kann.
Spüre mal, ob du das schlimm findest oder ob du dir erlauben kannst, es auch unruhig ruhig zu finden. Einfach, weil auch die Unruhe sein darf. Weil auch die Unruhe dir vertraut ist.
Erlaube dir die Frage, ob vielleicht sogar die Unruhe die Ruhe erst so richtig ruhig macht. Denn was wäre die Ruhe, wenn du das Gegenteil nicht kennen würdest?
Du würdest die Ruhe nie wahrnehmen können.

Wie ruhig stehst du in diesem Moment mit den Füßen auf dem Boden?
Wie ruhig fühlst du dich in diesem Moment in deinem Geist?
Wie ruhig würdest du deine Emotionen in diesem Moment beschreiben?

Ruhig zu stehen bedeutet, dass alles sein darf, ganz egal, wie es jetzt grad in dir aussieht.
Alles hat die gleiche Gültigkeit, alles möchte anerkannt werden.

In Ruhe zu stehen bedeutet, dass du alles willkommen heißt, was das Leben dir präsentiert, dass du zu allem Ja sagen kannst.
Und manchmal erschließt es sich erst viel später, dass wir all das gebraucht haben, was uns das Leben vor die Nase geweht hat.
Dass in jedem Moment, in jeder Lebensphase ein Schatz zu heben ist.

Bleibe in der Ruhe, solange du sie jetzt halten kannst und spüre nach.

Gewahrsein

Hörst du die Stille unter den Geräuschen?
Siehst du das weiße Blatt Papier unter den Buchstaben?
Siehst du das Licht in der Dunkelheit?
Nimmst du das ewige Leben wahr in den Formen der Vergänglichkeit?

Carl Rogers, der Begründer der Gesprächspsychotherapie, hat den Begriff verwendet, um die Form von Aufmerksamkeit zu beschreiben, die nur eine Präsenz im gegenwärtigen Augenblick hervorbringen kann. Gewahrsein. Alles, was spürbar ist, was vielleicht auch gar nicht richtig zu fassen ist, weil unsere menschlichen Sinne so beschränkt sind, versucht Gewahrsein zu erfassen. Du wirst dir gewahr all dessen, was ist. Und so kommt dir vielleicht eine Ahnung, wie groß dieser Begriff ist, weil er das Potential hat, eine Erkenntnis zu ermöglichen, die weit über das Irdische hinausgeht. Gewahrsein weist dir den Weg zur Unendlichkeit des Seins.

Meditation

Plötzlich war er da, dieser Moment. Du hast die Luft angehalten, so kostbar war die Erfahrung für dich. Worte können es eigentlich nicht beschreiben. Und doch möchtest du versuchen, passende Worte zu finden, eben weil es so kostbar ist, das zu erleben.
Immer noch kannst du es halten, dieses Gefühl. Obwohl es eigentlich mehr ist als das, denn Gefühle sind flüchtig, sie kommen und gehen, genau wie Gedanken. Auch wenn sie unterschiedliche Intensität mit sich bringen, bleiben sie nie auf ewig.
Aber du hast einen Hauch von Ewigkeit gespürt, und er war so unfassbar schön.
Du kannst dich gut an ihn erinnern, eben weil es keine Erinnerung mehr ist, sondern weil dieser Moment in dir ist.

Dein Herz schlägt, du bist aufgeregt, du kannst es kaum fassen. Du bist demütig, fragend, ein bisschen zweifelnd aufgrund der unfassbaren Größe, die dir zuteilwurde. Ja, immer noch zuteilwird.
Wieder ringst du nach Worten.

Es ist das Leben, das in dir pulsiert, unabhängig von der Form, in der du steckst.
Dir kommen Bilder von einer Kerze, die immer brennt, auch, wenn du sie aus der Laterne holst und in ein anderes Gefäß stellst. Die Laterne wird dann dunkel, sie hat nur geleuchtet, solange die Kerze in ihr war. Die Kerze leuchtet in einem neuen Gefäß, und sie hört nie auf, dies zu tun.
So hat es sich angefühlt.
In dir war plötzlich die Gewissheit, dass du ewig lebst, dass du sogar ewiges Leben bist, auch wenn du in einem Körper steckst, der eine vergängliche Form hat.
Du bist aufgeregt, weil du sicher bist, dass du den Bezug zu dieser Ewigkeit gefunden hast, und ihn nie wieder verlieren wirst. Es ist so unfassbar schön, dass Worte es nur ansatzweise beschreiben können.

Du bist eine ewig wandelnde Quelle, nichts und niemand kann daran etwas ändern. Schmerz oder Freude sind wie eine Hülle, die für einen klitzekleinen und fast illusionären Moment auf diese ewige Quelle gelegt wird, aber die Quelle ändert sich dadurch nicht. Sie leuchtet und sprudelt, unaufhörlich, ewiglich.

Du stehst auf und gehst spazieren, das Licht in einer Form, du beobachtest deine Gedanken wie Buchstaben auf weißem Papier, du hörst Geräusche, die für kurze Zeit die Stille überlagern.
Die Stille ist immer da, Geräusche kommen und gehen.
Das Leben ist immer da, Formen kommen und gehen.

Du bist das Leben. Immer.

Spüre nach.

Dankbarkeit

Wie oft am Tag sagst oder denkst du bewusst „Danke“?
Kannst du danke sagen zu Menschen, die du ablehnst?
Erlaubst du dir, dankbar zu sein für alle Geschenke des Lebens oder für das Leben als Geschenk?

Stelle dir vor, dass du von jemandem, der dich ablehnt, zutiefst beschimpft wirst. Ungefiltert und unverblümt sagt er dir seine Meinung. Dabei wird deutlich, dass ihm nichts an dir gefällt und er gar nichts an dir mag. Für den Moment zumindest.
Du schaust ihm in die Augen und hörst zu. Du hörst dir aufmerksam an, was er zu sagen hat. Du wartest, bis er fertig ist, bis zu dem Zeitpunkt, an dem ihm nichts mehr einfällt, was er zu bemängeln hat. Es tritt ein Pause ein. Es wird still. Und dann sagst du: „Danke, dass du deine Gedanken und Gefühle mit mir teilst“.
Spüre, welche Kraft, welche Energie in diesem Moment steckt, wenn du danke sagst für das, was sich ereignet. Wenn du ohne Bewertung bist. Wenn du dich verbindest mit Menschen und mit dem Leben, wie es ist.
Dankbarkeit hat die gleiche Schwingung wie Liebe!

Meditation

Ganz bewusst entscheidest du dich abzutauchen in eine Zeit der Erinnerung.
Dieser Tag aus deinem Leben wird dir wahrscheinlich immer im Gedächtnis haften bleiben wird.
Es war ein schöner Tag.
Ganz entspannt hast du mit deinen Freunden am Strand gelegen, bis ihr wieder auf die Idee kamt, ins Meer zu laufen und eine Runde zu schwimmen. Die Sonne hat schon den ganzen Tag vom Himmel gebrannt, so dass ihr endlich mal wieder eine Abkühlung vertragen konntet. Und so musste man dich nicht

zweimal bitten. Sofort bist du mitgelaufen und hast dich ins kalte Wasser gestürzt. Wer zuerst dort war, hatte schon mal einen guten Vorsprung, und wie so oft wurde ein kleiner Wettbewerb daraus. Wer zuerst an der Boje war, sie umrundete und den Rückweg antrat, den konnte man kaum noch einholen.

An diesem Tag warst du jedoch einer der letzten. Du hast es mit Gelassenheit gesehen. Du bist gemütlich Richtung Boje geschwommen. Deine Freunde hatten sie längst umrundet und waren bereits auf dem Rückweg, als du sie erreicht hattest.
Ein wenig kühler wurde das Wasser dort, daran merktest du, dass das Meer schon tiefer war. Eigentlich war dir diese Stelle vertraut, aber irgendetwas war dieses Mal anders.
Es fiel dir plötzlich schwer, den Weg Richtung Strand einzuschlagen, du wurdest hinaus ins offene Meer gezogen.
Du brauchtest ein wenig, bis es dir klar wurde.
Dann stieg Panik in dir hoch und du mobilisiertest alle Kräfte, um dieser Strömung standzuhalten, ihr sogar zu trotzen.
Aber es ging nicht. Immer stärker und weiter wurdest du hinausgezogen.

Deine Freunde hörten dich nicht, du versuchtest zu rufen und zu winken, aber auch das zeigte keinen Erfolg, niemand sah deine immer größer werdende Not.
Und so bist du wie um dein Leben geschwommen und warst ganz bald am Ende deiner Kräfte.
War es das?
Sollte das jetzt das Ende deines Lebens sein?

Für einen kurzen Moment hast du überlegt, ob du einfach aufgeben und dich in die Tiefe des Meeres sinken lassen solltest.
Deine Kraft hatte sich erschöpft. Du warst kurz davor, aufzugeben.

Dieser Moment war der entscheidende.

Und wenn du an ihn denkst, ist es fast so, als wenn du wieder erschöpft auf dem Meer schwimmst, am Ende deiner Kräfte. Du spürst es genauso, als wenn es jetzt noch einmal passieren würde. Und gleichzeitig erinnerst du dich zurück.

Dieser klitzekleine und doch so entscheidende Augenblick hat dir eine Erfahrung geschenkt, die dich für immer geprägt hat. Denn in dem Moment, in dem du aufhörtest, gegen die Strömung anzukämpfen, fühltest du dich befreit und konntest wieder durchatmen. Für einen weiteren langen Moment bist du einfach nur auf dem Wasser dahingetrieben, auch wenn es dich fortgezogen hat vom Strand, von dort, wo du eigentlich hinwolltest.
Das Wasser unter dir, der Himmel über dir und du dazwischen.

Ein kleiner Moment von Ewigkeit.

Dann berührte etwas deine Hand und du schautest auf.
Ein Schwimmreifen, einfach so, im offenen Meer. Wahrscheinlich war er auch herausgetrieben worden.
Dankbar hast du dich festgehalten, wie an einem Rettungsring, und hast dich weiter auf dem Meer treiben lassen. Ein ganzes Stück weiter auf dem Meer.
Das Meer hat dich getragen.
Und dein Rettungsring.
Und du hast dich tragen lassen.

Nach einer Weile hast du dann bemerkt, dass die Strömung längst nachgelassen hatte. Mit nur wenig Krafteinsatz konntest du mit deinem Rettungsring zurück an den Strand schwimmen.
Am Strand musstest du allerdings ein ganzes Stückchen gehen, um den Ort zu erreichen, an dem du ursprünglich ins Meer gelaufen warst.

Den Rettungsring hast du bis heute. Er erinnert dich daran, wie wichtig es für dich war, dich hinzugeben, etwas geschehen zu lassen. Einfach, weil es geschehen sollte.

Ein ganz besonderer Tag war das.

Ganz langsam tauchst du aus deinen Erinnerungen auf. Die Dankbarkeit trägst du bei dir....

Stolz

Worauf bist du stolz?
Erlaubst du dir, stolz zu sein?
Wofür bist du dir vielleicht auch *zu* stolz?

Es kann spannend sein, sich mit dem Thema Stolz zu beschäftigen. Für jeden bedeutet Stolz etwas anderes, jeder assoziiert damit etwas ganz Eigenes. Für die einen mag es positiv besetzt sein, für die anderen eher negativ. Nicht jeder mag seinen Stolz empfinden oder sogar zum Ausdruck bringen. Nicht jeder mag dazu stehen, stolz zu sein. Und dabei gibt es so Vieles, worauf man wirklich stolz sein darf. Es sind die Leistungen, die wir mit Herz vollziehen, auf die wir stolz sein dürfen. Auch Ziele zu erreichen, für die wir Vieles investiert haben, darf Stolz in uns auslösen. Stolz hat dann etwas von Dankbarkeit, auch von einem Anerkennen der Fähigkeiten, die uns zum Ziel geführt haben.
Ein anderer Aspekt von Stolz ist, wenn wir zu stolz dazu sind, einen Fehler einzugestehen, Schwächen zuzugeben oder auch die eigenen Grenzen anzuerkennen. Vielleicht sogar, in Demut zurückzutreten und jemand anderem die Führung zu überlassen, weil er es besser weiß oder kann. Diese Führung könnte die göttliche sein. Bist du zu stolz dazu, dich dieser Führung hinzugeben? Oder ist sie selbstverständlich für dich?

Meditation

Schon von weitem hast du sie gesehen und dein Blick ist an ihr hängengeblieben.
Ein kleines Mädchen mit strohblondem Haar, geflochten zu zwei Zöpfen. Ein gelbes leichtes Sommerkleid weht um ihren Körper, sie trägt Sandalen. Mit offenem Blick und gleichzeitig in sich gekehrt kommt sie dir entgegen. Ein wenig eigensinnig wirkt sie, vielleicht, weil sie nicht in der Gruppe mit den anderen Kindern läuft, sondern Abstand zu ihnen hält.

Selbstbestimmt und stolz wirkt sie, doch auch ein bisschen allein.
Als du an ihr vorbeigehst, schaut sie dich kurz an.
Sie bleibt in ihrer Welt und sagt vor sich hin: „Ich spiele sowieso nicht mehr mit euch!“.
Damit meint sie die anderen Kinder, die zuvor an dir vorbeigelaufen sind.

Dann hast du gehört, wie ihre Mutter sie gerufen hat:

„Wilma“

Was sie gesagt hat, war für dich nicht mehr wichtig. Es war dieser Name, der dir im Gedächtnis geblieben ist. Er ist dir aufgefallen, weil er für dich besonders war. Du hast ihn nie zuvor gehört.
Und du hast überlegt, was an ihm so einzigartig ist.
Er klingt wie ein älterer Name, weise, gleichzeitig so melodisch.
Und er passt perfekt zu diesem kleinen stolzen Mädchen mit dem gelben Sommerkleid und den hellblonden Haaren.
Was sie wohl in dem Moment bewegt hat, als sie so alleine vor sich hinmurmelte.
Gewiss wollte sie nicht wirklich alleine spielen, und doch war sie nicht bereit, sich ganz aufzugeben dafür, dass sie beim Spiel der anderen teilhaben konnte.
Sie wollte in ihren Ansichten gehört und verstanden werden, und wenn es keiner von den anderen Kindern bemerkte, dann schien sie sehr bereit dafür zu sein, sich selbst das Verständnis und die Sicherheit zu geben, die sie benötigte. Sie blieb einfach für sich allein und lief in dem Abstand zu den anderen, den sie brauchte.

Dies alles machte sie in deinen Augen so beeindruckend.
Du überlegst, ob sie sich ihrer Wirkung bewusst war.

Warst du dir deiner Wirkung bewusst im Alter von fünf oder sechs?

Und warst du so wie Wilma in diesem Alter?

Wie bist du jetzt?

In Gedanken reist du in deine Vergangenheit und in die Zeit deiner Kindheit.
Du erinnerst dich an Momente, in denen du dich allein gefühlt hast. Auch an Momente, in denen du die Welt und die Menschen nicht verstanden hast.
Und doch wolltest du die Welt verstehen.
Du hast nach Wegen und Erklärungsmodellen gesucht, die dich leiten können, auch nach Menschen, die *dich* leiten.

Hast du sie gefunden? Du überlegst.

Wenn du ehrlich bist, hast du diesen Wunsch auch heute noch. Immer wieder versuchst du, die Welt und die Menschen zu verstehen, du suchst nach Orientierung, auch nach Zugehörigkeit, und doch findest du sie nie ganz. Immer nur für Momente, vielleicht für Phasen oder Abschnitte. Und dann bleibst du wieder alleine zurück und sagst: „ich spiele nicht mehr mit".

In solchen Phasen brauchst du Abstand, um dich zu verstehen, um die Welt zu verstehen und alles in seiner Gesamtheit zu erfassen. Und vielleicht wirkst du dann so wie Wilma, selbstbestimmt, stolz und auch ein bisschen allein.

Dieses Alleinsein rührt dich an, denn es berührt deine Sehnsucht nach Gemeinschaft und einer tragenden Gruppe.

Und wieder denkst du an Wilma.
Sie hatte eine Gemeinschaft, die sie trägt, da waren ihre Eltern und andere Kinder. Und doch wirkte sie allein.

Ist es vielleicht bei jedem so, dass er sich allein fühlt, auch wenn er in Gemeinschaft ist?

Kann Zusammensein mit anderen dir *das* geben, wonach du suchst? Oder ist es nur eine Illusion davon?

„Ich spiele nicht mehr mit euch" zu sagen ist vielleicht immer dann richtig, wenn du dich selbst wieder ganz fühlen willst, damit du in dir etwas finden kannst, was dich auch in Gemeinschaft sicher sein lässt.

Diese Zeit hat Wilma sich genommen. Einfach so.
Wahrscheinlich war sie sich ihrer Wirkung nicht bewusst, auch nicht der Wirkung dessen, was sie tat. Aber sie hat es ganz ohne dieses bewusste Wissen richtig gemacht. Sie hat für sich gesorgt. Sie hat sich geordnet, und so lange ist sie allein geblieben. Bis sie sich im Alleinsein eins gefühlt hat.

Eine schöne Erkenntnis hat dir Wilma gebracht. Ob sie das weiß?

Du jedenfalls bist ihr sehr dankbar und wirst ihren Namen immer in Erinnerung behalten. Den Namen von dem kleinen stolzen Mädchen mit dem gelben Sommerkleid und den geflochtenen blonden Zöpfen.
...

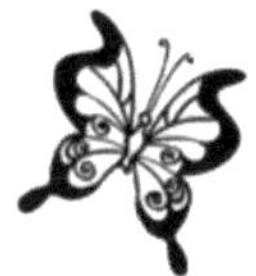

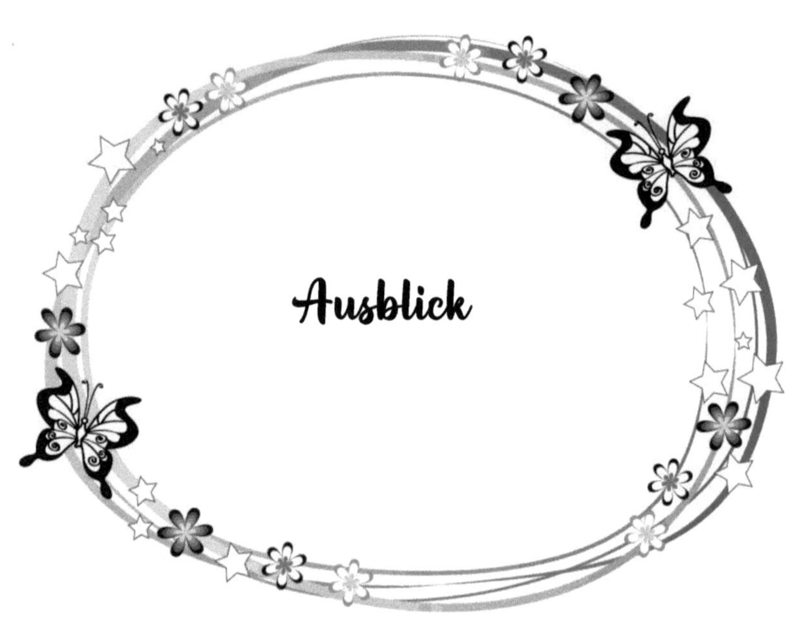

Ausblick

Nirgendwo

Wo ist das Wo im Nirgendwo?
Gibt es Momente in deinem Leben, in denen du bewusst keinem Ziel folgst?
Wonach sehnst du dich?

Im Englischen heißt Nirgendwo nowhere. Es besteht aus dem Jetzt und dem Hier. Daraus können wir schließen, dass das Nirgendwo sich nur im Hier und Jetzt ereignet.
Aber im Hier und Jetzt zu sein ist doch auch ein Ziel, also ein Irgendwo, wo ich hinwill, könntest du jetzt sagen.
Das stimmt, würde ich antworten, aber wie kommst du ins Hier und Jetzt? Bist du da, wenn du überlegst? Bist du dort, wenn du dir Ziele setzt?
Das Nirgendwo ereignet sich, so glaube ich, wenn du bereit bist, alle Ziele fallen zu lassen, alle Bewertungen, alle Glaubenssätze. Dann ist nichts besser oder schlechter, und auch nicht mehr gleich viel Wert, alles hat Wert an sich und das auch wieder nicht. Denn so bald etwas mit einer Wertigkeit ausgestattet wird, gibt es ein Gegenteil.
Das Nirgendwo beginnt jedoch dort, wo alle Unterschiede fallen. Wo sich ein Moment an den anderen reiht, ohne als Moment wahrgenommen zu werden.
Das Nirgendwo ist ein Ort, der nie aufhört zu sein. Hier geht es um das Sein an sich. Du könntest es mit immerwährendem Frieden gleichsetzen. Das, was Buddha, Jesus und einige andere bekannte Erleuchtete uns vorgelebt haben.
Es ist schwer, dafür Worte zu finden, denn Worte schränken wieder ein. Jedes Wort hat ein Gegenteil.
Und so können wir uns nur mit Worten nähern, um zu beschreiben, was gemeint ist. Aber wenn wir das Nirgendwo erreicht haben, dann erfahren wir, ohne die Erfahrung zu beschreiben. Es ist reines Sein.
Möchtest du das als Ziel formulieren?
Vielleicht wird dann irgendwann aus dem Irgendwo ein Nirgendwo.

Hab es schön, wo auch immer du bist!

Diese letzte Meditation ist ein Liebesbrief an den Moment

Lieber Moment, ich suche dich und versuche dich zu halten. Du bist so flüchtig. Und ich bemerke, dass ich dich gar nicht halten kann, wenn ich dich nicht einmal richtig gefunden habe. Doch bist du mir so kostbar, dass ich nicht aufgeben mag, dich finden zu wollen. Ganz wahrnehmen möchte ich dich, nicht mehr und nicht weniger. Und ich möchte mich erinnern an diesen Wunsch, wenn ich Sorgen habe und so stark nachdenke, dass ich Falten auf meiner Stirn bekomme. Dann grübele ich oft viele Stunden, ohne zu bemerken, was du mir zu bieten hast.

Irgendwann wache ich dann auf und spüre die Sonne, die mein Gesicht wärmt, höre die Vögel, die draußen zwitschern, spüre den leichten Windzug auf meiner Haut. Für diesen klitzekleinen Moment war nichts als gewahr werden. Bewusst sein.

Und schon bist du wieder weg, ich bin einem Gedanken gefolgt, der sich in mir eingenistet hat.

Warum kannst du es nicht verhindern?

Warum bin ich oft so schwach?

Wahrscheinlich sagst du jetzt, dass du immer da bist und ich es bin, der verschwindet. Du könntest Recht haben, nein, du hast recht. Ich steige in Gedankenzüge ein und fahre viele Kilometer, ohne dass ich weiß, wohin. Bis ich mir des Fahrens bewusst werde, aus dem Gedankenzugfenster hinausschaue und sehe, wie die Umgebung an meinem Zugfenster vorbeirauscht. Dann rieche ich den Geruch in meinem Gedankenzugabteil, ich höre das Rauschen des Gedankenzugs.

Ich nehme wahr mit all meinen Sinnen. Auch meinen Körper spüre ich, wie er sitzt und den Stuhl berührt.

Wenn ich ganz viel Glück habe, bemerke ich, dass in diesen Momenten reiner Frieden ist, dass sich mein Problem in dir aufgelöst hat, weil es in dir niemals vorhanden war. Denn Probleme sind immer nur in meinem Verstand und nie in diesem einen Moment. Nie in DIR!

Glück stellt sich ein, wenn ich diese heilsame Distanz wahrnehmen kann zu dem lärmenden Verstand in mir. Dann beobachte

ich aus einer distanzierten Rolle heraus, was sich in meinem Verstand abspielt. Gleichzeitig nehme ich meinen Körper wahr, beobachte, was meine Sinne mir mitteilen.
Das alles führt mich zu dir und hält mich für eine Weile bei dir. Auch wenn es flüchtig ist, weil ich mich so schnell ablenken lasse und auf einen neuen Gedankenzug aufspringe, weiß ich zu schätzen, dass du immer bei mir bist und mir jederzeit so viel zu bieten hast.
Du bietest mir nicht nur die Sonne, das Zwitschern der Vögel, das Ein- und das Ausatmen, den Windzug auf meiner Haut, du bietest mir mehr. Frieden ist es, den du mir bringst, für einen klitzekleinen Augenblick, in dem ich es schaffe, nur wahrzunehmen, was jetzt grad ist.
Wie unschätzbar kostbar du bist, du flüchtiger Moment.
Tiefe Dankbarkeit empfinde ich für dich, gerade weil du so flüchtig bist. Und weil du so flüchtig bist, versuche ich immer wieder, dich zu finden, dich auszudehnen, bis ich es schaffe, in dir zu verweilen, in deiner unendlichen Friedlichkeit.
...

Literaturverzeichnis zu den Fußnoten 1,2

Ein Kurs in Wundern, Textbuch, Übungsbuch, Handbuch für Lehrer, Greuthof Verlag und Vertrieb GmbH, 9. Auflage 2010

Kontakt zur Autorin

Ines Leue, Osnabrück

Ines.leue@gmx.de

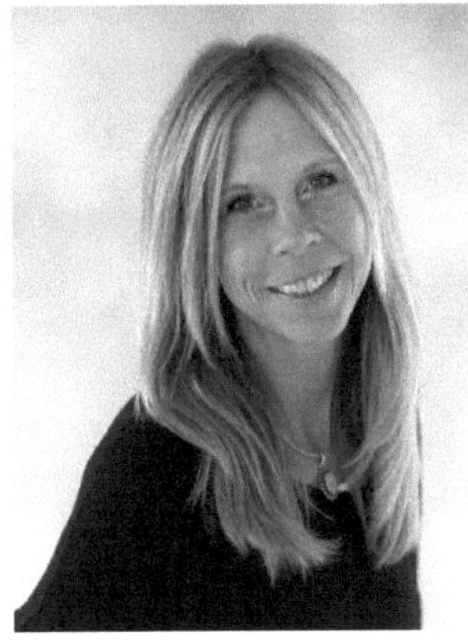

„Die Stille Unendlichkeit des Friedens ohne Ende umgibt dich sanft mit ihrer zärtlichen Umarmung, …"

(aus: Ein Kurs in Wundern, Textbuch, S. 617)

Immer wieder kann ich dieses Buch aufschlagen und mich in einzelne Sätze vertiefen. So viel Frieden ist in jedem einzelnen zu finden. Manchmal braucht es dafür Geduld und Demut.

Ich habe Psychologie und Erziehungswissenschaft studiert und Ausbildungen als Mediatorin, Familientrainerin, in der Energie- und Heilarbeit sowie als Yogalehrerin.

Schwerpunkte meiner Arbeit liegen in der Förderung und Begleitung persönlicher Entwicklung, im Coaching, in der Supervision, in der Beratung.

Beratungen finden einzeln als auch zu zweit oder in Gruppen statt.